LE REGIME ANTI INFLAMMATOIRE ET FODMAP

Le livre de recettes pour vaincre les symptômes d'inflammation, 150 recettes faciles pour perdre du poids rapidement en adoptant un mode de vie sain

DÉBORAH COHEN

Avis de non-responsabilité

Veuillez noter que les informations contenues dans ce livre sont uniquement destinées à des fins éducatives et de divertissement. Tous les efforts ont été faits pour présenter des informations précises, actuelles, fiables et complètes. Aucune garantie de quelque nature que ce soit n'est donnée ou impliquée. Les lecteurs reconnaissent que l'auteur n'a pas pour mission de fournir des conseils.

CONTENTS

INTRODUCTION

Le régime anti-inflammatoire est, depuis longtemps un mode de nutrition très populaire. C'est en effet, l'un des régimes les plus sains et certainement le plus simple à maintenir dans votre quotidien. Cette méthode consiste à adopter une routine d'aliments qui réduisent les inflammations chroniques dans l'organisme. Il ne s'agit donc pas d'un régime visant à prendre ou à perdre du poids, mais plutôt d'un objectif sain à plus long terme.

L'inflammation chronique, si elle n'est pas traitée, peut entraîner un dysfonctionnement à part entière, laissant place à des maladies telles que certains cancers, le diabète, la fibromyalgie, l'ostéoporose ou les maladies cardiaques.

Les aliments dits anti-inflammatoires doivent faire partie d'un régime basé sur les principes suivants : consommer des aliments à caractère anti-inflammatoire, en réduisant autant que possible les aliments qui favorisent l'inflammation dans l'organisme.

Une alimentation de ce type est essentielle pour enrayer les maladies comportant des éléments inflammatoires sous-jacents, telles que celles mentionnées ci-dessus. L'inflammation est un processus naturel, dans lequel le système immunitaire réagit en signalant que quelque chose ne va pas. Si ce signal d'alarme n'est pas pris en compte, la santé se détériore.

Comment l'inflammation est-elle générée ?

L'inflammation est une réponse du système immunitaire à une infection par des micro-organismes tels que des virus, des bactéries, des parasites ou des poisons, ou à une blessure résultant de la chaleur, un traumatisme ou des radiations. C'est un processus nécessaire pour que la cause de la blessure soit éliminée et que la guérison puisse commencer.

Le processus peut se produire dans diverses parties du corps et peut être chronique ou aigu. Lorsque l'inflammation est liée à l'alimentation, on utilise souvent le terme d'inflammation silencieuse, qui est causée par un comportement nutritionnel inadéquat. Le surpoids, le stress et la sédentarité, en sont les causes les plus communes. Toutes ces situations finissent par altérer le système endocrinien et le métabolisme en général. La nourriture est le meilleur médicament que l'on puisse alors trouver.

Le but de cet ouvrage est de vous apprendre à mieux manger et à adopter le régime anti-inflammatoire comme mode de vie. Les aliments anti-inflammatoires sont ceux qui ont le pouvoir d'agir contre l'inflammation. Ils sont généralement riches en antioxydants, en fibres et en acides gras oméga-3. Ils constituent la base de toute alimentation saine et équilibrée, il n'est donc pas surprenant qu'il existe une multitude de fruits et de légumes qu'il est conseillé de consommer avec cette méthode.

Parmi les fruits, les agrumes, tels que le pamplemousse, l'orange, le citron par exemple, qui contiennent beaucoup de vitamine C et qui aident à prévenir l'arthrite inflammatoire et les douleurs articulaires, doivent être mis en avant pour leur pouvoir anti-inflammatoire. Les cerises sont citées pour leur capacité à vous aider à faire face à l'arthrose. Les anthocyanines présentes dans les fruits ont un puissant effet anti-inflammatoire. Les anthocyanes sont des pigments qui peuvent donner aux fruits des couleurs violettes et rouges comme les framboises, les fraises, les myrtilles ou les murs.

Ces options sont également idéales pour un petit-déjeuner anti-inflammatoire. L'avocat vous aide à contrôler votre taux de cholestérol et à prévenir les problèmes aux artères grâce à sa teneur élevée en vitamine E, B6 et en acides gras monoinsaturés.

Pour finir avec les fruits, n'oubliez pas la tomate, qui est riche en lycopène, un grand agent antioxydant aux propriétés anti-inflammatoires. Les légumes aux propriétés anti-inflammatoires comprennent les piments et les poivrons qui sont riches en agents antioxydants, les épinards, qui réduisent également l'inflammation, la douleur et ralentissent la progression de l'arthrose. Le brocoli est un autre produit du jardin qui devrait faire partie d'un régime anti-inflammatoire. Ce légume contient une molécule appelée sulforaphane, qui soulage les douleurs articulaires et permet de lutter contre les symptômes de la polyarthrite rhumatoïde. Avec lui, d'autres aliments qui font partie de la famille des crucifères, comme le radis, le chou-fleur et le chou frisé sont recommandés.

Le plus important à retenir sur le régime anti-inflammatoire est qu'une alimentation basée sur des produits riches en nutriments et consommée de manière équilibrée est essentielle pour éviter les maladies chroniques. Dans ce livre, vous apprendrez ce qu'est le régime anti-inflammatoire ; comment vous lancer dans ce style d'alimentation ; les précautions à prendre ; les mythes qu'il existe autour ; les erreurs et les avantages. À la fin de cet ouvrage, vous aurez les connaissances nécessaires pour manger de manière responsable, réduire les inflammations et surtout, vous sentir mieux dans votre corps.

CHAPITRE 1 : QU'EST CE QUE LE REGIME ANTI INFLAMMATOIRE ?

Le régime anti-inflammatoire consiste à commencer à manger des aliments complets, riches en nutriments, qui réduisent l'inflammation dans l'organisme, c'est-à-dire des produits riches en fibres, en antioxydants et en oméga-3. Cela se traduit par une alimentation riche en légumes, fruits entiers, céréales complètes, légumineuses et poissons gras aussi peu transformés que possible.

Avant de comprendre pleinement pourquoi un régime anti-inflammatoire peut fonctionner pour vous et pourquoi c'est l'un des régimes les plus populaires de nos jours, il est utile de comprendre ce qu'est l'inflammation. Lorsque vous entendez inflammation, vous pensez peut-être immédiatement au gonflement ou à la rougeur qui surviennent lorsque vous vous cognez le petit orteil. Ce sont là deux signes extérieurs d'inflammation, mais elle peut se traduire par bien d'autres symptômes.

L'inflammation est une réponse immunitaire naturelle de l'organisme. Lorsque le corps combat une infection ou une blessure, il envoie des cellules inflammatoires à la rescousse. Cela se traduit par un gonflement, une rougeur et parfois une douleur. C'est normal et cela fait partie de la réponse naturelle de notre corps.

Tant que le corps garde le contrôle, c'est tout ce qu'il y a à faire. Les choses changent lorsque l'inflammation persiste et ne disparaît jamais complètement. Cette inflammation, qui devient alors chronique signifie que votre organisme est toujours en état d'alerte et peut entraîner des problèmes de santé majeurs, tels que les maladies cardiaques, le diabète, la maladie d'Alzheimer et le cancer.

Heureusement, vous pouvez en quelque sorte contrôler vos niveaux d'inflammation. Des facteurs tels que le tabagisme, le surpoids, l'obésité et la consommation excessive d'alcool peuvent grandement augmenter le risque d'inflammation. Le régime alimentaire joue également un rôle important et certains experts affirment que si vous ajustez les aliments et les boissons que vous consommez, cela peut être un meilleur moyen de réduire les niveaux d'inflammation que si vous vous fiez aux médicaments uniquement. Il peut également être judicieux de ne prendre des analgésiques chroniques qu'en cas de nécessité, car nombre d'entre eux ont des effets secondaires désagréables, tels que la confusion, la somnolence et la perte de mémoire.

Comment fonctionne le régime anti-inflammatoire ?

Il n'existe pas de plan de repas officiel indiquant exactement ce qu'il faut manger, en quelle quantité et quand. Au lieu de cela, un régime anti-inflammatoire consiste à remplir votre alimentation d'aliments dont il a été démontré qu'ils combattent l'inflammation et, tout aussi important, à éliminer les aliments dont il a été démontré qu'ils y contribuent. Dans cet article, je vais vous aider à reprendre le contrôle de votre alimentation.

Le régime anti-inflammatoire doit être considéré comme un mode de vie plutôt que comme un régime. C'est un plan alimentaire qui vise à minimiser ou à réduire les inflammations faibles dans le corps.

Idéalement, il faudrait manger huit à neuf portions de fruits et légumes par jour, limiter les produits laitiers, la viande rouge, les glucides complexes et éviter les aliments transformés.

Au cours du livre, je vous parlerai de la consommation de glucides, et je commencerais par vous exposer la différence entre les bons et les mauvais glucides.

Au lieu des acides gras oméga-6 contenus dans l'huile de maïs, l'huile végétale, la mayonnaise, les sauces à salade et de nombreux aliments transformés, vous devriez choisir des aliments riches en acides gras oméga-3, comme les anchois, le saumon, le flétan et les moules.

C'est une très bonne chose si vous basez déjà votre alimentation sur ce principe, car de nombreux aliments qui sont habituellement consommés peuvent déclencher une inflammation et ne sont en aucun cas sains. Il peut être bénéfique de limiter ou d'éliminer le sucre et les aliments hautement transformés et de choisir des graisses insaturées, des légumes, des fruits, des noix, des graines et des protéines maigres.

Un régime anti-inflammatoire peut être particulièrement utile pour les personnes souffrant de problèmes de santé qui contribuent à une inflammation chronique. Les athlètes et les personnes qui font de l'exercice à haute intensité et qui veulent réduire l'inflammation initiale peuvent également y trouver leur compte.

De nombreuses recherches montrent à quel point l'inflammation est néfaste. En fait, les maladies inflammatoires chroniques sont la cause la plus importante de décès dans le monde, selon une étude de Michels da Silva D, Langer H, Graf T. *Inflammatory and molecular pathways in heart failure-ischemia.* Ces modes de nutritions qui ne sont pas sains ont été associés à un risque accru de cancer colorectal notamment, car les personnes qui consomment ces aliments, comme la viande rouge en excès et les glucides raffinés, ont deux fois plus de risques de développer un cancer. Selon une étude de juin 2019 publiée dans Nutrients, le régime pro-inflammatoire peut augmenter le risque de mortalité globale de 23%, et la même information est retranscrite dans une étude de Clinical Nutrition.

D'autres études ont examiné l'effet d'un régime alimentaire composé d'aliments anti-inflammatoires sur certains problèmes de santé. Par exemple, un article publié dans Frontier in Nutrition montre que le choix d'aliments anti-inflammatoires peut contribuer à réduire des problèmes tels que la polyarthrite rhumatoïde. Les auteurs parlent en particulier de la réduction de l'inflammation en passant par l'alimentation, par exemple en adoptant un régime végétalien ou végétarien, qui peut contribuer à ralentir la progression de la maladie. Vous réduisez alors les dommages causés aux articulations et réduisez potentiellement la dépendance aux médicaments contre la polyarthrite rhumatoïde, lorsqu'ils sont utilisés comme traitement d'appoint. Une autre petite étude prospective, publiée dans Integrative Cancer Therapies en mai 2019, a révélé que lorsque les personnes atteintes de polypose adénomateuse familiale (cancer du côlon et du rectum, appelé cancer colorectal) suivaient un régime pauvre en aliments qui favorisent l'inflammation, elles signalaient moins de problèmes gastro-intestinaux et une meilleure forme physique générale. Une étude de cohorte prospective portant sur plus de 68 000 adultes suédois, publiée dans le numéro de septembre 2018 du Journal of Internal Medicine, a révélé qu'un régime anti-inflammatoire entrainerait une baisse de 13% des risques de décès par cancer.

Les chercheurs ont constaté que les personnes qui fumaient et suivaient un régime anti-inflammatoire avaient une baisse de 31 % des risques de mourir de quelque cause que ce soit, de 36 % de mourir d'une maladie cardiaque et de 22 % de mourir d'un cancer. Le tabagisme est associé à une habitude qui entraîne également des problèmes de santé. Le régime ne vous mettra pas à l'abri de la maladie, mais l'étude suggère qu'il peut en atténuer les effets. Toutefois, nous vous recommandons de ne pas fumer.

Il a également été constaté que les aliments anti-inflammatoires peuvent être utiles à ces égards :

- Récupération après un entraînement sportif.
- Prise en charge de la douleur associée au vieillissement.
- Prendre soin de votre cœur.
- Améliorer la qualité de vie des personnes atteintes de la sclérose en plaques.

Une étude menée par des chercheurs de l'Université autonome de Madrid, de CIBERESP et d'IMDEA, a démontré que ce régime est associé à une moindre incidence de la douleur chez les personnes âgées de plus de 60 ans. Les résultats ont été publiés dans The Journals of Gerontology. L'étude a porté sur 819 personnes âgées vivant en Espagne.

Bien que quelque 1,5 milliard de personnes dans le monde souffrent régulièrement de la douleur, un chiffre déjà dépassé car il ne cesse d'augmenter, on ne prend pas les mesures qui s'imposent.

Le sport est connu pour aider à prévenir la douleur, et des outils tels que des semelles de chaussures, des ceintures lombaires ou des meubles ergonomiques sont utiles, mais ce qui est vraiment bénéfique, c'est l'alimentation - les nutriments et les composés bioactifs qui peuvent réguler l'inflammation dans votre corps.

Une étude récemment publiée dans le Journal of Gerontology : Series A, menée par des chercheurs de l'Université autonome de Madrid (UAM), du CIBERESP et de l'Institut IMDEA-Food, confirme désormais qu'un régime alimentaire présentant une probabilité moindre d'inflammation serait également associé à une morbidité moindre pour les personnes de plus de 60 ans.

Étant donné que l'inflammation est associée à la douleur, les auteurs de l'étude ont fait le commentaire suivant : "Il serait intéressant de voir si le fait de suivre un régime alimentaire présentant une probabilité moindre d'inflammation était associé à une réduction de la douleur".

Pour vérifier cette hypothèse, les chercheurs ont utilisé les données de la cohorte ENRICA-Seniors-1, faite sur 819 personnes âgées de 60 ans et plus dans toute l'Espagne, pour voir si l'adoption d'un régime anti-inflammatoire pendant trois ans était associée à une réduction de l'incidence de la douleur chronique.

Selon les auteurs, "cette façon d'analyser les données n'est pas fortuite, car elle permet d'étudier si l'adoption de meilleures habitudes à un âge avancé a un effet sur la douleur, c'est-à-dire de voir s'il n'est jamais trop tard pour changer".

Mais comment mesurer le potentiel inflammatoire d'un régime alimentaire ? Il existe plusieurs modèles de régime anti-inflammatoire, mais presque tous s'accordent à dire qu'il est riche en fibres, en vitamines, en minéraux et en graisses oméga-3, et pauvre en graisses saturées et transformées.

En ce qui concerne l'alimentation, il semble clair que le thé, le café, les légumes (notamment l'ail et les oignons) ont une activité anti-inflammatoire, contrairement aux boissons gazeuses, aux viandes rouges et transformées ou aux céréales raffinées.

Après avoir analysé les données, les chercheurs ont constaté que l'adoption d'un régime moins inflammatoire réduisait le risque de douleur modérée de 37 % sur trois ans et le risque de douleur sévère jusqu'à 45 % sur les trois années suivantes.

"Étonnamment, cette association était la meilleure avec la douleur invalidante, l'une des plus pertinentes sur le plan clinique car elle rend les activités quotidiennes moins difficiles ou stimulantes", ont noté les chercheurs.

Il est intéressant de noter que les avantages d'un régime anti-inflammatoire pour la douleur n'ont été observés que chez les personnes moins actives physiquement. Il est clair qu'une alimentation saine et une activité physique régulière peuvent toutes deux réduire l'inflammation dans l'organisme. Les personnes moins actives devront peut-être faire plus attention à leur alimentation pour éviter les problèmes de santé, tandis que les personnes plus actives pourront peut-être être moins strictes par rapport à cela.

Avantages de ce type de régime

Il a été démontré que le fait de suivre un régime anti-inflammatoire aide les personnes qui ont :

- Des troubles auto-immuns.
- Des problèmes cardiaques.
- Un cancer, notamment le cancer du sein et le cancer colorectal.
- La maladie d'Alzheimer
- Le diabète.
- Une maladie pulmonaire.
- L'épilepsie.

Voici également d'autres avantages :

Suivre un régime anti-inflammatoire signifie moins de risque de décès précoce, quelle qu'en soit la cause, y compris le cancer et les maladies cardiaques, ce qui prolonge la vie, notamment chez les fumeurs.

C'est ce que révèle une étude convaincante réalisée par le département de médecine environnementale de l'Institut Karolinska en Suède et qui vient d'être publiée dans le Journal of Internal Medicine.

L'étude a porté sur plus de 68 000 hommes et femmes suédois âgés de 45 à 83 ans qui ont été suivis pendant pas moins de 16 ans. Leurs régimes alimentaires ont été soigneusement analysés pour déterminer leur adhésion au régime anti-inflammatoire selon les paramètres établis.

Ils en ont conclu que ceux qui avaient tenu leurs promesses avaient un risque de décès par maladie cardiovasculaire inférieur de 20 %, un risque de décès par cancer inférieur de 13 % et un risque de décès global inférieur de 18 %. Il est intéressant de noter que les plus grands bénéficiaires de ce régime étaient les fumeurs, car dans les trois cas qu'ils ont analysés, la réduction du risque de décès était encore plus importante, avec une diminution de 36 % du risque de décès dû à des problèmes cardiovasculaires et de 22 % du risque de cancer. Le risque global a été réduit de 31 %.

La recherche a également montré que même une adhésion partielle à un régime anti-inflammatoire présente de nombreux avantages. L'inflammation, comme je l'ai déjà dit, est un signal qui indique que votre corps vous dit que quelque chose ne va pas, une indication que vous n'êtes pas en bonne santé, que vous devriez et que le système immunitaire se défend. De nombreuses études ont confirmé le lien entre l'inflammation et le risque de maladies, qu'il s'agisse de maladies cardiaques, de diabète de type 2, de polyarthrite rhumatoïde, de problèmes de pression artérielle, de cancer, etc., qui peuvent toutes être contrôlées par un régime alimentaire.

Comme le souligne le Dr Frank Hu, professeur au département de nutrition de Harvard, « certains aliments associés à un risque accru de maladies chroniques sont également associés à une inflammation. Cela n'est pas surprenant, car l'inflammation est un mécanisme sous-jacent important pour le développement de ces maladies. »

Alors quel est ce régime qui promet tant ? Un régime anti-inflammatoire nous permet de purifier et d'éliminer les substances qui doivent être éliminées pour rester en bonne santé.

Que doit-on manger si l'on veut suivre ce régime ? Il est important de manger des fruits, des légumes et principalement des légumes verts, en essayant toujours de les garder aussi frais que possible. Encouragez également la consommation de protéines végétales, comme les haricots, ou si elles sont animales, de préférence du poisson. L'objectif principal de ce régime est que le corps doit éliminer, le plus rapidement possible et sans passer trop de temps dans notre organisme les aliments dont il n'a pas besoin.

Il ne s'agit donc pas d'un plan de perte de poids ou d'un plan à court terme, mais d'une façon de manger sainement. Les aliments propres et riches en fibres, comme les agrumes ou le son d'avoine, joueront également un rôle important dans ce régime.

La vérité est que nous mangeons beaucoup de choses dont nous n'avons pas besoin.

De l'autre côté de la balance, quels produits devrions-nous expulser de nos garde-manger ?

Les experts en nutrition sont clairs : toutes ces choses qui vous font gonfler. Souvent, parce que nous sommes pressés et que nous essayons de nous faciliter la vie, nous mangeons plus que ce dont nous avons besoin. Ça concerne surtout les graisses saturées, le sucre et les graisses raffinées. En plus de cela, nous mangeons généralement trop de sel. En mangeant ainsi, on accumule les toxines, on ne va pas aux toilettes tous les jours, on gonfle.

Une bonne alternative à l'abus de sel est d'utiliser des saveurs naturelles, des épices (le curcuma a des propriétés anti-inflammatoires prouvées). Si nous utilisons du sel, il s'agit de sel marin, et non de chlorure de sodium chimique. Dans le cas du sel marin, le processus suivi consiste simplement à extraire l'eau de l'eau de mer. Et ce sel vous permet de conserver moins de sodium et d'être plus sain. Il est également important de réduire la viande rouge, car elle n'est pas digeste et peut provoquer des gonflements et une rétention d'eau.

En ce qui concerne les boissons, méfiez-vous des boissons gazeuses et sucrées, ainsi que de l'alcool. Une étude de Harvard a établi un lien entre la consommation régulière de boissons gazeuses sucrées et un risque accru de maladies cardiovasculaires. En ce qui concerne les boissons alcoolisées, elles peuvent accroître le risque de mortalité car elles vous font produire plus d'acide dans votre estomac, ce qui vous rend également ballonné. Il y a une exception, le vin. Je recommande de boire un verre de vin par jour car il est anti-inflammatoire et anticancérigène, et il vous purifie.

Ce régime anti-inflammatoire a donc beaucoup de points communs avec le régime méditerranéen (manger beaucoup de fruits et légumes frais, de poisson, de légumineuses...). Mais, ils ne sont pas identiques car le régime inflammatoire propose plus d'aliments antioxydants. Dans la région méditerranéenne, il faut faire attention aux huiles, même l'huile d'olive, qu'il ne faut pas consommer à la légère. Vous pouvez l'utiliser cru (et vous n'avez jamais besoin d'en utiliser beaucoup), mais beaucoup de gens l'utilisent aussi pour la friture, ce qui cependant, peut être néfaste. L'huile d'olive n'est donc pas aussi bénéfique que les gens le pensent.

Le régime anti-inflammatoire présente-t-il des inconvénients ?

Non. Il n'y a pas d'inconvénients majeurs associés au régime anti-inflammatoire, bien qu'il puisse y avoir une courbe d'apprentissage pour bien se familiariser avec les aliments qui combattent l'inflammation et ceux à éviter.

Une fois que vous aurez commencé à manger de cette façon, vous vous sentirez probablement mieux dans l'ensemble. La plupart des personnes ressentent moins de ballonnements, moins d'inconfort et de douleurs gastro-intestinales. Vous remarquerez peut-être également que votre humeur s'améliore lorsque vous changez votre façon de manger.

Cependant, vous ne devez pas vous attendre à constater des changements immédiats dans votre état de santé. Il faut compter deux à trois semaines pour constater cet effet et probablement jusqu'à douze semaines avant de savoir si les résultats sont durables.

Qui peut suivre ce régime ?

Le régime anti-inflammatoire est une approche saine que vous pouvez adopter, que vous ayez ou non des problèmes d'inflammation chronique. C'est un mode de vie qui, en fin de compte, améliore votre santé, votre bien-être et votre qualité de vie globale. Tout le monde peut en bénéficier.

Il convient donc naturellement à toutes les personnes atteintes de maladies chroniques qui souhaitent améliorer leur mode de vie, comme l'hypertension, le diabète, les cardiopathies ischémiques, les maladies auto-immunes, l'arthrite, la démence et certains types de cancer.

Dans le prochain chapitre, je vous expliquerai ce qu'est l'inflammation et l'impact qu'elle a sur votre corps, ainsi que ses conséquences. Maintenant que vous savez ce qu'est ce type de régime anti-inflammatoire, ses avantages et certains des aliments que vous devez consommer, vous avez fait un premier pas pour en savoir plus sur ce qui se passe lorsque vous laissez votre corps s'enflammer.

CHAPITRE 2 : L'INFLAMMATION DANS LE CORPS ET SES CONSEQUENCES

Lorsque le corps active le système immunitaire, il envoie des cellules inflammatoires. Leur plan est d'attaquer la bactérie ou de guérir le tissu infecté. Si votre corps envoie des cellules inflammatoires alors qu'il n'est ni malade ni blessé, vous souffrez peut-être d'une inflammation chronique. C'est un symptôme de nombreuses maladies chroniques comme l'arthrite ou la maladie d'Alzheimer, mais c'est aussi un symptôme des troubles alimentaires qui se manifestent par les maladies dont je vais parler dans ce chapitre.

Qu'est-ce que l'inflammation chronique ?

Lorsque votre organisme rencontre des substances nocives (comme des virus, des bactéries ou des produits chimiques toxiques) ou qu'il est blessé, il active son système immunitaire. Votre système immunitaire envoie sa première réponse : des cellules inflammatoires et des cytokines (substances qui stimulent davantage de cellules inflammatoires).

Ces cellules déclenchent une réponse inflammatoire pour piéger les bactéries et autres substances nocives ou commencer à guérir le tissu blessé. Il peut en résulter des douleurs, des gonflements, des hématomes ou des rougeurs. Mais l'inflammation peut également affecter les systèmes corporels que vous ne pouvez pas voir.

Y a-t-il une différence entre une inflammation aiguë et une inflammation chronique ?

Il en existe deux types :

- **Inflammation aiguë :** réponse à un dommage corporel soudain, par exemple une coupure au doigt. Pour que la coupure guérisse, des cellules inflammatoires sont envoyées vers la plaie. Les cellules commencent alors la guérison.
- **Inflammation chronique :** le corps continue à envoyer des cellules inflammatoires même en l'absence de danger extérieur. Un exemple peut être la polyarthrite rhumatoïde, les cellules inflammatoires attaquant les articulations, provoquant une inflammation et causant des problèmes dans tout l'organisme.

Les symptômes d'une inflammation chronique peuvent être plus difficiles à détecter qu'une inflammation aiguë. Les signes d'inflammation peuvent être les suivants :

- Douleur dans l'abdomen.
- Gêne thoracique.
- Épuisement.
- Fièvre.
- Raideur des articulations.

- Aphtes buccaux.
- Éruptions cutanées.

Quelles sont les causes de ces problèmes d'inflammation ?

Les raisons les plus courantes de l'inflammation chronique sont les suivantes :

- Des troubles auto-immuns tels que le lupus, qui s'attaquent aux tissus sains.
- Une mauvaise alimentation qui expose l'organisme à des aliments de transformation contenant des produits chimiques ou difficiles à digérer.

Il y a notamment des modes de vie qui contribuent à l'inflammation de l'organisme. Vous pouvez développer une inflammation chronique si :

- Vous consommez beaucoup d'alcool.
- Vous avez un indice de masse corporelle (IMC) élevé qui se situe dans la fourchette de l'obésité, à moins que ce ne soit le résultat d'une forte musculature.
- Une mauvaise alimentation.

L'inflammation ne nécessite pas systématiquement un traitement. En cas d'inflammation aiguë, le repos, la glace et de bons soins de la plaie soulagent généralement l'inconfort en quelques jours. Mais vous pouvez améliorer votre régime alimentaire pour vous soulager.

Si vous souffrez d'une inflammation chronique et que vous allez chez le médecin, celui-ci pourrait vous recommander :

- Des suppléments alimentaires : vitamines telles que A, C, D, suppléments tels que Zinc, huile de poisson, vitamines. Épices aux propriétés anti-inflammatoires, comme le gingembre, l'ail, ou le curcuma.
- Des anti-inflammatoires non stéroïdiens : ils aident à réduire l'inflammation.
- De modifier votre régime alimentaire pour qu'il soit conforme au régime anti-inflammatoire.

Vous pouvez alors choisir de suivre un régime anti-inflammatoire. Certaines études ont montré que les personnes qui suivent un régime méditerranéen présentent des niveaux d'inflammation plus faibles dans leur organisme, comme je l'ai indiqué dans le chapitre précédent.

Vous pouvez choisir de consommer davantage d'aliments aux propriétés anti-inflammatoires, tels que

- Les poissons gras comme le saumon, les sardines ou le maquereau.
- Les légumes verts à feuilles tels que le chou frisé et les épinards.
- L'huile d'olive.
- Les tomates.

Au travers de ce livre, dans les chapitres suivants, vous en saurez plus sur la façon de s'alimenter et sur ce qu'il faut éviter. Mais on peut affirmer sans risque de se tromper que manger trop de certains aliments peut provoquer une inflammation chronique, et que vous vous sentirez mieux si vous les évitez :

- Les aliments frits, notamment les nombreux fast-foods.
- Les saucisses contenant des nitrates, comme les hotdogs.

- Les huiles hautement raffinées et gras trans.
- Les glucides tels que le sucre, les pâtisseries ou le pain blanc.

Pour réduire le risque d'inflammation chronique, vous pouvez adopter des habitudes de vie saines :

- Atteindre et maintenir un bon poids.
- Que vous arrêtiez de fumer.
- Faire du sport environ cinq fois par semaine.
- Limitez la consommation d'alcool.
- Gérer le stress

Pourquoi suis-je gonflé ? Comment ce problème s'est-il manifesté ?

Vous vous posez probablement la question, mais comprendre pourquoi cela se produit peut-être un défi. Selon une étude de l'Université de santé du Michigan, de nombreuses personnes sont sujettes à la sensation de ballonnement en fonction du type de régime alimentaire qu'elles suivent.

Les personnes souffrant de certaines conditions médicales telles que l'intolérance au lactose, la maladie cœliaque ou des troubles qui affectent la façon dont l'intestin transporte le contenu dans tout le corps, comme la gastroparésie, sont plus souvent sujettes aux excès de gaz.

Si vous ne présentez pas ces conditions, mais que l'inflammation persiste pendant plusieurs mois, vous pouvez souffrir de ce que l'on appelle une inflammation fonctionnelle. Ces troubles comprennent le syndrome du côlon irritable ou la constipation chronique idiopathique. Dans ces cas, les scanners sont généralement normaux, mais les ballonnements sont un symptôme majeur et récurrent qui affecte la vie quotidienne.

Ces cas de ballonnements ne sont pas dus à une production excessive de gaz, mais à la façon dont l'abdomen réagit aux gaz. Dans les cas de ballonnements, la majeure partie des cas est due à la mécanique du corps.

Les mouvements musculaires anormaux et l'inflammation qu'ils provoquent peuvent se produire parce que les nerfs de l'intestin et de la paroi de l'abdomen réagissent de manière excessive aux pressions normales à l'intérieur des intestins, ce que l'on appelle l'hypersensibilité viscérale.

Ainsi, même les petites quantités de gaz qui se produisent lors de la digestion naturelle peuvent provoquer une gêne et des ballonnements. Les experts conseillent souvent aux patients d'essayer d'abord d'identifier puis d'éliminer tout élément de leur régime alimentaire ou de leur mode de vie susceptible de provoquer des ballonnements ou, comme j'aime à le dire, ce qui fait gonfler votre ventre. Certains aliments, notamment ceux riches en fibres insolubles, comme les légumes crucifères, les lentilles et les haricots, sont les coupables les plus courants.

Parmi les autres déclencheurs courants, nous pouvons citer les boissons fermentées telles que la bière et le kombucha, l'édulcorant artificiel sucralose, les oignons et les fruits. Parfois, certains comportements, comme boire des boissons gazeuses, mâcher du chewing-gum ou fumer, augmentent la quantité d'air que vous avalez, ce qui accroît le risque d'inflammation.

En raison de la multiplicité des facteurs déclenchants, il peut être difficile, voire néfaste, pour vous d'expérimenter seul l'élimination des aliments problématiques.

Dans certains cas, pour s'attaquer à la cause sous-jacente de l'inflammation, il faut aller plus loin que des modifications du régime alimentaire et du mode de vie. Par exemple, les personnes souffrant de gastroparésie ou de constipation grave peuvent bénéficier d'un médicament appelé prucalopride, qui aide à vider l'estomac et à éliminer les déchets (les experts ne recommandent pas les interventions à domicile pour vider l'intestin, comme les lavages coliques, car ils peuvent provoquer des traumatismes ou des déchirures dans l'estomac).

La sensation d'aller à la selle de manière peu fréquente, de s'efforcer ou de ne pas "vider" complètement les intestins peut également contribuer à la sensation de ballonnement.

Maladies graves et incurables pouvant résulter d'une inflammation chronique (syndrome du côlon irritable, intestin irritable, maladie de Crohn, ballonnement abdominal, constipation).

Il y a un certain nombre de maladies graves qui proviennent de problèmes d'inflammation chronique, dans ce sous-chapitre je vais vous en parler plus en détail. Pour commencer, vous devez savoir quelles sont ces maladies qui augmentent le risque d'apparition des inflammations :

- Le cancer.
- Les maladies cardiaques.
- Le diabète de type 2.
- L'obésité.
- Asthme
- Démence et troubles cognitifs chez les personnes âgées.

L'inflammation fréquente de certains tissus comme le pancréas, le foie ou le côlon est un facteur de risque pour le développement de certains types de cancer. Selon les recherches de l'IDIBAPS, la manière dont l'inflammation peut conduire à la naissance de tumeurs a été identifiée. `

Une étude publiée dans la revue Gut montre que la protéine appelée ZEB1 favorise la progression de l'inflammation vers le stade du cancer. Les premiers signataires de ce travail ont été Lidia Sánchez Moral et Oriol de Barrios, experts en cancer colorectal, et Marlies Cortés, experte en immunologie inflammatoire au sein du groupe Régulation transcriptionnelle de l'expression génétique de l'IDIBAPS.

Des recherches antérieures menées par le groupe ont démontré que les augmentations incontrôlées de la protéine ZEB1 contribuent au développement de différents types de tumeurs, mais que son rôle dans l'inflammation n'était pas clair. À l'aide d'échantillons provenant de patients atteints de colite ulcéreuse, une maladie inflammatoire du côlon et du rectum, et d'un modèle expérimental de souris, les chercheurs ont découvert que ZEB1 provoque une inflammation des cellules intestinales, ce qui favorise leur transformation ultérieure en cellules cancéreuses. "Les résultats suggèrent que ZEB1 joue un rôle dans les premiers stades du développement du cancer, en favorisant l'inflammation des tissus avant la formation de la tumeur", explique le Dr Oriol de Barrios. Cette protéine inhibe les mécanismes d'autoréparation de l'organisme.

Des études ont montré qu'au cours d'une inflammation, ZEB1 favorise non seulement les dommages à l'ADN cellulaire, mais empêche également la réparation de ces dommages en inhibant une enzyme appelée MPG. "Notre corps est capable de réparer les dommages qui sont constamment causés à notre ADN. Cette étude montre que la protéine ZEB1 inhibe ces mécanismes d'autoréparation", explique Lidia Sánchez-Moral.

En réponse aux dommages causés à l'ADN, les cellules de notre propre système immunitaire réagissent en produisant des substances qui contribuent à augmenter l'inflammation. "Ce travail montre que les dommages à l'ADN causés par ZEB1 stimulent les macrophages, un type de cellule de notre système immunitaire, pour créer un environnement inflammatoire, créant ainsi un cercle vicieux entre inflammation et cancer", a déclaré le Dr Marlies Cortes.

Ces travaux mettent en lumière le rôle de la protéine ZEB1 dans l'inflammation qui se produit avant la tumorogénèse et peut avoir des implications thérapeutiques potentielles pour la colite ulcéreuse et d'autres maladies inflammatoires chroniques qui sont des facteurs de risque pour le développement de tumeurs (par exemple, la pancréatite ou l'hépatite chronique).

Des membres du département de gastro-entérologie et d'oncologie médicale de l'Hospital Clinico de Barcelona et des chercheurs de l'hôpital Gregorio Maranhón de Madrid, de l'hôpital Ramón Cajal et de l'Université de Louisville, aux États-Unis, ont également participé à cette étude.

L'inflammation et le cœur

Dans une étude réalisée par des cardiologues de Boston, un essai clinique a été fait sur plus de 10 000 patients âgés en moyenne de 61 ans, et qui proviennent de 39 pays différents, afin de déterminer si un médicament anti-inflammatoire pouvait réduire les risques de maladies cardiaques. Ils ont découvert que c'était possible, et ont constaté que le médicament canakinumab réduisait la mortalité due au cancer du poumon dans une proportion élevée et diminuait les déclarations d'arthrite et de goutte, qui sont toutes deux des affections liées à l'inflammation.

Selon l'école de médecine de l'Université Johns Hopkins à Baltimore, l'inflammation intervient dans la santé de chacun.

Lorsque le niveau d'inflammation augmente, le risque de maladie augmente également. Mais il peut être difficile de comprendre l'inflammation, car lorsque vous êtes malade, les niveaux d'inflammation augmentent naturellement, car votre corps combat la maladie. En d'autres termes, l'inflammation est à la fois bonne et mauvaise.

Parce qu'elle est si importante pour votre santé, l'AARP s'est entretenue avec certains des plus grands experts nationaux dans ce domaine, a examiné les dernières recherches et a créé ce guide pour comprendre et combattre l'inflammation.

Syndrome du côlon irritable

Les symptômes les plus courants sont les douleurs abdominales, qui sont liées à l'évacuation et aux modifications des selles. Elle peut se manifester par une diarrhée, une constipation ou les deux.

Les autres symptômes sont :

- Sensation de ne pas avoir fini de déféquer.
- Gonflement.
- Mucus blanchâtre dans les selles.

Les médecins ne sont pas certains des causes du syndrome du côlon irritable. Les experts estiment qu'il peut être causé par différents facteurs selon les différents groupes de personnes.

Les troubles gastro-intestinaux sont liés à des problèmes dans les interactions entre l'intestin et le cerveau et à la façon dont ils fonctionnent ensemble. Les experts pensent que ces problèmes peuvent affecter les fonctions de l'organisme et provoquer les symptômes du SCI. Chez les personnes atteintes du SCI, par exemple, les aliments peuvent passer dans le tube digestif trop lentement ou trop rapidement, ce qui entraîne des modifications des selles. Certaines personnes atteintes du syndrome peuvent présenter des douleurs ou une quantité anormale de gaz ou de selles dans l'intestin.

Certaines complications sont plus fréquentes chez les personnes atteintes de cette maladie et peuvent, selon les experts, être un facteur en favorisant le développement. Ces problèmes sont les suivants :

- Le stress ;
- Les troubles mentaux tels que l'anxiété, la dépression et les dérivés ;
- Les bactéries dans l'intestin ;
- Une mauvaise alimentation qui provoque une sensibilité à certains aliments et entraîne des symptômes digestifs.

L'intestin irritable

Le syndrome de l'intestin irritable est un trouble courant dont le gros intestin est la principale zone touchée. Les symptômes et les signes avant-coureurs comprennent les crampes, les douleurs abdominales, les gaz, les ballonnements, la constipation ou la diarrhée. Le syndrome du côlon irritable est une maladie chronique qui doit être prise en charge pendant longtemps.

Bien que les signes et les symptômes du syndrome du côlon irritable varient, ils durent généralement longtemps.

Les plus courantes sont les suivantes :

- Crampes, douleurs ou ballonnements dans l'abdomen liés à la défécation.
- Modification de l'aspect des selles.
- Des variations dans la fréquence de vos visites aux toilettes.
- Contractions musculaires dans l'intestin.

La paroi intestinale est tapissée de couches de muscles qui se contractent lorsque les aliments passent dans le tube digestif. Des contractions plus fortes et plus durables peuvent provoquer des gaz, des ballonnements et des diarrhées. Des contractions intestinales faibles peuvent ralentir le passage des aliments et provoquer des selles dures et sèches.

La nourriture :

On ne comprend pas entièrement comment les allergies ou intolérances alimentaires affectent le syndrome du côlon irritable. Les véritables allergies alimentaires provoquent rarement le syndrome du côlon irritable. Mais de nombreuses personnes ressentent des symptômes plus graves du SCI lorsqu'elles mangent ou boivent certains aliments ou boissons, comme le blé, les produits laitiers, les agrumes, les haricots, les choux, le lait et les boissons gazeuses.

La maladie de Crohn

Il s'agit d'une affection qui entraîne une inflammation du tube digestif :

- Elle concerne presque toujours l'extrémité inférieure de l'intestin grêle et l'endroit où commence le gros intestin.
- Elle peut également se produire dans d'autres zones du tube digestif, de la bouche à l'extrémité du rectum.

La cause exacte de la maladie de Crohn est inconnue. Elle survient lorsque le système immunitaire de l'organisme attaque par erreur et détruit des tissus sains (c'est une maladie auto-immune).

Elle conduit à un épaississement de la paroi intestinale lorsqu'une partie du tube digestif est encore enflée ou enflammée.

Les éléments qui peuvent jouer un rôle dans la maladie de Crohn sont les suivants :

- Les gènes et le contexte familial ;
- Les facteurs environnementaux ;
- Une tendance de l'organisme à réagir de manière excessive aux bactéries normales de l'intestin ;
- Le tabagisme ;
- Une mauvaise alimentation.

Gonflement abdominal

Cela se produit lorsque la zone du ventre est plus grande que prévu. Les ballonnements ou la distension abdominale sont souvent causés par une suralimentation plutôt que par une maladie grave.

Le problème peut également être causé par :

- Un avalement de l'air, ce qui est une habitude nerveuse ;
- Une accumulation de liquide dans l'abdomen ;
- Du gaz dans l'intestin à cause d'une mauvaise alimentation ;
- Le syndrome du côlon irritable ;
- Une intolérance aux lactoses ;
- Une occlusion intestinale partielle.

Constipation

Si vous souffrez de constipation, cela peut inclure ces différents symptômes :

- Vous allez à la selle moins de trois fois par semaine ;
- Vos selles sont dures, grumeleuses ou sèches ;
- Vous avez des douleurs pour évacuer les selles ;
- Vous avez le sentiment que l'évacuation n'était pas complète.

La constipation peut survenir pour de nombreuses raisons et peut avoir plusieurs causes à la fois.

Les causes peuvent être les suivantes :

- Un mouvement lent des matières fécales dans le côlon ;
- Un retard dans la vidange du côlon en raison de problèmes du plancher pelvien ;
- Un trouble fonctionnel du tractus gastro-intestinal tel que le syndrome du côlon irritable ;

- Un régime alimentaire pauvre en fibres qui vous fait avoir de mauvaises selles.

Ce que vous devez faire pour résoudre ce problème

Imaginez que vous êtes sur un ring de combat, vous avez votre adversaire en face de vous, dès que l'autre entre, vous devez réagir et commencer à vous battre férocement. C'est une bataille, bien sûr, vous laissez plusieurs cicatrices visibles sur vous, mais votre corps y est déjà préparé.

Que se passe-t-il si l'ennemi décide soudainement de battre en retraite au milieu du combat ?

La meilleure chose à faire est de s'arrêter et de se reposer jusqu'au prochain combat, car continuer à frapper inutilement ne fera que vous épuiser et vous laisser endolori.

C'est ce qui arrive au système immunitaire d'une personne lorsqu'il reconnaît un agent étranger, une bactérie, un microbe, ou encore du pollen. Le corps se défend, ce qui entraîne un processus conséquent appelé inflammation. Ces espaces de défense et d'inflammation protègent en fait le corps et la santé, lorsqu'ils ne sont pas permanents. L'affaire se complique lorsque la réaction inflammatoire persiste dans le temps, même en l'absence d'agents extérieurs contre lesquels se défendre.

Les aliments que vous devriez alors préférer :

- Fruits, par exemple myrtilles, raisins, cerises, ananas, pommes, pêches.
- Les légumes tels que le chou frisé, le brocoli, les oignons, les épinards, les carottes, qui sont d'excellents antioxydants, les vitamines A, K et C, les minéraux tels que le zinc, le magnésium et le phosphore.
- Les céréales et les tubercules, comme les pommes de terre violettes ou bleues, les pommes de terre jaunes, le maïs violet, le riz brun, les flocons d'avoine et d'autres céréales non raffinées qui ont tendance à être riches en fibres ;
- Les aliments sources d'oméga-3 ou d'oméga-9, tels que l'huile de lin, l'huile d'olive, les graines de chia, les noix, l'avocat, les amandes, les cacahuètes, sont également essentiels dans une alimentation équilibrée.

Plus loin, je vous indiquerai les aliments à consommer et ceux à éviter, ainsi que des conseils diététiques généraux. Dans le prochain chapitre, je vous parlerai également plus en détail du régime anti-inflammatoire et du régime pauvre en FODMAP. Maintenant que vous savez à quel point il est problématique de laisser votre corps s'enflammer et toutes les conséquences graves qu'entraîne le fait de le laisser durer trop longtemps, je pense que vous êtes sur la bonne voie pour envisager de changer vos habitudes et d'adopter un meilleur régime alimentaire.

CHAPITRE 3 : QUEL EST LE MEILLEUR MOMENT POUR COMMENCER LE REGIME ANTI INFLAMMATOIRE ?

Le meilleur moment pour commencer est toujours l'instant présent, mais avant de vous lancer, vous devez savoir ce qu'est le régime pauvre en FODMAP, ce qu'il représente et comment vous pouvez en tirer meilleur parti. Avant d'aborder le régime anti-inflammatoire dans son intégralité, je vais vous expliquer celui-ci.

Régime pauvre en FODMAP

FODMAP est l'abréviation de disaccharides, oligosaccharides, polyols fermentescibles et monosaccharides. Il s'agit des types de glucides à chaîne courte, amidons, sucres et fibres, présents dans divers aliments, qui sont mal absorbés dans lintestin grêle et absorbent l'eau, ce qui entraîne la fermentation dans le côlon.

Les types d'hydrates de carbone suivants sont des FODMAPS :

- **Fructanes :** présents dans l'ail, le blé et les oignons.
- **Fructose :** présent dans les fruits, le sirop de maïs à haute teneur en fructose et le miel.
- **Galactanes :** présents dans les haricots et les légumineuses.
- **Lactose :** présent dans les produits laitiers.
- **Polyols :** présents dans les fruits à pépins, comme les avocats, les pommes ou les cerises, et dans les alcools de sucre.

La plupart des gens peuvent manger des aliments riches en FODMAP sans aucun problème. De plus, nombre de ces aliments peuvent stimuler la croissance des bonnes bactéries dans l'intestin. Mais les personnes atteintes de la maladie du côlon irritable ont tendance à être plus sensibles aux aliments riches en FODMAP.

Les FODMAP ne sont pas si facilement absorbés par l'intestin. Ils se déplacent lentement et consomment de l'eau. Dans l'intestin se trouvent des bactéries qui fermentent rapidement le gaz produit par les FODMAP. Un excès de gaz et d'eau peut alors entraîner des ballonnements, des douleurs et des diarrhées chez les personnes atteintes du SCI.

Le régime pauvre en FODMAP permet d'identifier les aliments qui déclenchent les symptômes du SCI. Le fait d'éviter ces aliments peut aider à contrôler les symptômes.

Vous avez peut-être entendu parler du régime FODMAP par un ami ou sur Internet. Lorsque l'on parle de ce régime, cela signifie généralement un régime pauvre en FODMAP. Ce régime est conçu pour aider les personnes souffrant du syndrome du côlon irritable (SCI), et d'une prolifération bactérienne dans l'intestin grêle, à identifier les aliments problématiques et ceux qui réduisent les symptômes.

Le régime pauvre en FODMAP est un régime alimentaire temporaire. Il est toujours bon de consulter un médecin avant tout régime, en particulier celui-ci. Ce type de diète élimine une grande quantité d'aliments de votre alimentation, ce n'est pas quelque chose qui doit être fait à long terme. Il s'agit de découvrir par ce biais, les aliments qui vous posent des problèmes.

Les symptômes que nous recherchons à éliminer comprennent :

- Diarrhée.
- Des crampes.
- Constipation.
- Ventre gonflé.
- Flatulences et gaz.

Comment fonctionne ce régime ?

C'est un régime d'élimination en trois étapes :

- Tout d'abord, vous arrêtez de manger des aliments riches en FODMAP.
- Puis vous les remettez lentement en place pour identifier ceux qui posent problème.
- Une fois que vous avez identifié les aliments qui provoquent vos symptômes, vous pouvez les éviter ou les limiter tout en appréciant les autres sans inquiétude.

Mon conseil est de suivre la partie élimination du régime pendant seulement deux à six semaines, cela réduit les symptômes et peut aider à réduire les niveaux anormalement élevés de bactéries intestinales. Ensuite, tous les trois jours, vous pouvez réintroduire dans votre régime un aliment riche en FODMAP, un par un, pour voir s'il provoque des symptômes, comme des ballonnements. Par ailleurs, un aliment riche en FODMAP peut provoquer des symptômes à long terme.

Que peut-on manger avec ce type de régime ?

Les aliments qui déclenchent les symptômes varient d'une personne à l'autre. Pour soulager les symptômes du syndrome du côlon irritable, il est essentiel d'éviter les aliments riches en FODMAP qui aggravent les problèmes intestinaux, notamment :

- Les produits à base de blé tels que le pain, les biscuits et les céréales ;
- Les yaourts, lait et glaces à base de produits laitiers ;
- Les lentilles et haricots ;
- Les légumes tels que les artichauts, les oignons, les asperges et l'ail ;
- Les fruits tels que les cerises, les pommes, les poires et les pêches.
- Au lieu de cela, basez vos repas sur des aliments à faible teneur en FODMAP tels que :
- La viande et les œufs ;
- Les fromages tels que le brie, le cheddar, le camembert et la feta ;
- Le lait d'amande ;

- Les céréales telles que l'avoine, le quinoa et le riz ;
- Les aubergines, tomates, pommes de terre, concombres et courgettes ;
- Les oranges, raisins, myrtilles, fraises et ananas.

Vous pouvez également obtenir une liste complète des aliments FODMAP auprès de votre médecin ou de votre nutritionniste.

Qui devrait l'essayer ?

Un régime pauvre en FODMAP fait partie du traitement des personnes atteintes du SCI et du SIBO. Des études ont montré qu'elle pouvait en réduire les symptômes.

Comme les régimes peuvent être difficiles à suivre au début, lorsqu'ils sont plus restrictifs, il est important de travailler avec un médecin ou un nutritionniste qui peut s'assurer que vous suivez correctement votre régime. C'est essentiel de vous faire accompagner pour réussir votre objectif et maintenir une bonne alimentation.

Les personnes souffrant d'insuffisance pondérale ne devraient pas essayer de le faire par elles-mêmes. Le régime pauvre en FODMAP n'est pas destiné à faire perdre du poids, mais vous pouvez perdre du poids en le suivant, car il élimine une grande quantité d'aliments. Pour les personnes qui ont déjà un poids insuffisant, il peut être dangereux de perdre davantage de poids.

La consommation habituelle de FODMAP dans le cadre d'une alimentation ordinaire ou riche en FODMAP varie entre 15 grammes et 30 grammes de glucides par jour.

Selon le groupe de travail sur le syndrome du côlon irritable de l'American College of Gastroenterology, un régime pauvre en FODMAP vise à limiter la consommation à un demi-gramme par repas, une faible quantité qui se traduit par environ 3 grammes par jour si vous suivez la suggestion de manger des repas petits et fréquents.

De nombreux aliments sont pauvres en FODMAPs. Voici quelques aliments que vous pouvez consommer en suivant un régime pauvre en FODMAPs :

- **Protéines :** poulet, bœuf, poisson, œufs, porc, crevettes, tofu et tempeh.
- **Grains entiers et féculents :** lentilles, riz blanc et brun, avoine, quinoa, manioc, pommes de terre, avoine.
- **Fruits :** ananas, framboises, myrtilles, melon miel, kiwi, citron vert, carambole, goyave, fraises et raisins.
- **Légumes :** poivrons, radis, germes de soja, carottes, pak-choï, aubergine, chou frisé, épinards, tomates, potiron, concombre et courgettes.
- **Noix :** amandes, noix de macadamia, noix, cacahuètes et pignons.
- **Graines :** graines de citrouille, graines de tournesol, graines de sésame et graines de lin.
- **Huiles :** huile de coco et huile d'olive.
- **Produits laitiers :** lait sans lactose, parmesan, yaourt grec.
- **Boissons :** thé à la menthe et eau.

- **Assaisonnements :** safran, cumin, paprika, cannelle, coriandre, sauce soja, cardamome, sauce de poisson, gingembre, produits à base de piment, sel, vinaigre, poudre de wasabi.

Bien que le café, le thé noir et le thé vert soient des aliments à faible teneur en FODMAP, les boissons caféinées sont généralement déconseillées dans le cadre de ce type de régime, car la caféine est souvent un facteur déclenchant chez les personnes atteintes du syndrome du côlon irritable.

Il est bon de vérifier la liste des ingrédients sur les aliments emballés afin de détecter les FODMAP ajoutés. Les fabricants peuvent en ajouter aux aliments pour de nombreuses raisons, notamment pour les prébiotiques, les substituts de graisse ou les substituts de sucre à faible teneur en calories. C'est ce que révèlent des études publiées dans le Journal of Gastroenterology and Hepatology Foundation et John Wiley & Sons Australia, Ltd.

Avantages du régime pauvre en FODMAP

Un régime pauvre en FODMAP a donc pour but de limiter les aliments riches en FODMAP. Des preuves scientifiques suggèrent que ce sont des habitudes alimentaires qui peuvent être bénéfiques aux personnes souffrant du syndrome du côlon irritable.

Vous pouvez par conséquent réduire les symptômes digestifs :

Les symptômes du SCI sont très variables, mais comprennent des douleurs d'estomac, des ballonnements, des reflux, des gaz et des urgences intestinales. Il va sans dire que ces symptômes peuvent être invalidants dans votre quotidien.

Il a été démontré qu'un régime pauvre en FODMAP réduit tout particulièrement les douleurs d'estomac et les ballonnements.

Selon Abigail Marsh, Enid M Eslick, Guy D Eslick dans leur étude « Does a low FODMAP diet reduce symptoms associated with functional gastrointestinal disorders ? » qui se base sur une analyse systématique et une méta-analyse complètes, et en complément de quatre études de haute qualité, ils en ont conclu qu'un régime pauvre en FODMAP augmente les chances de soulager les douleurs d'estomac et les ballonnements de respectivement 81 % et 75 %.

Un régime pauvre en FODMAP est considéré comme une thérapie diététique de première intention pour le SCI dans de nombreuses régions du monde.

Les patients souffrant du SCI signalent souvent une qualité de vie réduite associée à des symptômes digestifs sévères. Ces symptômes peuvent affecter les interactions sociales et même les performances professionnelles.

Plusieurs études ont montré qu'un régime pauvre en FODMAP améliore la qualité de vie globale en réduisant considérablement la gravité des symptômes.

Certaines données suggèrent qu'en soulageant les symptômes digestifs, ce régime peut également réduire la fatigue, la dépression et le stress, tout en augmentant le bonheur et la vitalité.

À qui s'adresse ce type de régime ?

Le régime pauvre en FODMAP ne convient pas à tout le monde. À moins que l'on ne vous diagnostique un syndrome du côlon irritable, le régime peut faire plus de mal que de bien.

En effet, la plupart des FODMAP sont des prébiotiques, ce qui signifie qu'ils favorisent la croissance des bactéries intestinales bénéfiques. Par conséquent, leur élimination peut nuire à vos bactéries intestinales et affecter directement votre santé globale.

En outre, l'exclusion de plusieurs fruits et légumes du régime alimentaire peut entraîner des carences en vitamines et minéraux et réduire considérablement l'apport en fibres, ce qui peut aggraver la constipation.

Par conséquent, pour garantir une alimentation adéquate et éviter d'éventuels déséquilibres, ce régime ne doit être suivi que sous la supervision d'un diététicien expérimenté dans les troubles digestifs.

Si vous souffrez du syndrome du côlon irritable, envisagez ce régime si :

- Vous avez des symptômes intestinaux tout le temps.
- Les stratégies visant à atténuer le stress n'ont pas trouvé de réponse.
- Il n'y a pas eu de réponse aux conseils diététiques de première ligne, y compris l'ajustement de la taille et de la fréquence des repas et la restriction de l'alcool, du café, des aliments épicés et d'autres aliments déclencheurs.

Bien que l'on puisse penser que ce régime pourrait être bénéfique pour d'autres affections telles que la diverticulite et les problèmes digestifs induits par le corps, des recherches supplémentaires sont nécessaires. Comme ce régime est un processus complexe, il ne doit pas être essayé pour la première fois en voyage ou pendant une période de stress ou d'agitation.

Étapes à suivre pour suivre un régime pauvre en FODMAP

Un régime pauvre en FODMAP est complet et se déroule en trois étapes :

Première étape

Il s'agit d'une étape qui implique d'éviter strictement les aliments riches en FODMAP.

Les personnes qui suivent ce régime pensent généralement qu'elles doivent éviter tous les FODMAP à long terme, mais cette phase ne devrait durer que 2 à 6 semaines. C'est parce que les FODMAP sont très importants pour la santé intestinale.

Certaines personnes ont remarqué une amélioration des symptômes dès la première semaine, tandis que pour d'autres, l'amélioration s'est poursuivie pendant les 8 semaines complètes. Jusqu'à 75 % des personnes suivant ce régime ont signalé une amélioration de leurs symptômes dans les 6 semaines.

Une fois que vous avez obtenu un soulagement suffisant de vos symptômes digestifs, vous pouvez passer à la deuxième étape.

Deuxième phase : Réintroduction

Cette phase comprend la réintroduction systématique d'aliments riches en FODMAP. Bien que sa durée varie d'une personne à l'autre, elle dure généralement de 6 à 10 semaines. L'objectif de cette phase est double

- Il faut identifier les types de FODMAP tolérés, peu de personnes sont sensibles à tous ces aliments.
- Déterminer la quantité de FODMAP que vous pouvez tolérer, ce que l'on appelle votre niveau seuil.

Au cours de cette étape, il faut que vous testiez les quantités d'aliments spécifiques, un par un, pendant environ trois jours.

Il est recommandé de suivre un régime pauvre en FODMAP strict lors de l'essai de chaque aliment et d'attendre 2 à 3 jours avant de réintroduire de nouveaux aliments pour éviter les effets additifs ou croisés.

Une fois qu'une tolérance minimale a été établie, vous pouvez tester votre tolérance à des doses plus élevées, à des prises plus fréquentes et à des combinaisons alimentaires riches en FODMAP, mais n'oubliez pas de faire une pause de 2 à 3 jours après chaque test.

Il est également important de se rappeler que contrairement à la plupart des personnes souffrant d'allergies alimentaires, qui doivent éviter complètement certains allergènes, les personnes atteintes du SCI peuvent tolérer de petites quantités de FODMAP.

Étape 3 : Personnalisation

Cette phase est également connue sous le nom de "régime pauvre en FODMAP modifié", car vous continuez à restreindre certains FODMAP, mais réintroduisez dans votre alimentation ceux qui sont bien tolérés.

En d'autres termes, à ce stade, la quantité et le type de FODMAP sont adaptés aux tolérances individuelles que vous avez identifiées à l'étape 2.

Un régime pauvre en FODMAP n'est pas une approche unique ni un régime à vie. L'objectif ultime est de réintroduire les aliments riches en FODMAP en respectant votre niveau de tolérance personnel.

Il est essentiel d'arriver aux étapes finales pour ajouter de la variété et de la flexibilité à votre régime alimentaire. Ces qualités étaient associées à une meilleure observance à long terme, à une meilleure qualité de vie et à une meilleure santé intestinale.

Trois choses à faire avant de commencer

Suivez ces trois étapes avant de commencer le régime pauvre en FODMAP.

Assurez-vous que vous avez le SCI

Les symptômes digestifs se manifestent dans de nombreuses pathologies, certaines inoffensives et d'autres plus graves.

Les symptômes du SCI sont également communs à d'autres maladies chroniques, telles que la maladie cœliaque, les maladies inflammatoires de l'intestin, les maladies intestinales et le cancer du côlon.

Par conséquent, vous devez consulter votre médecin pour exclure ces autres conditions. Une fois ces éléments écartés, votre médecin peut confirmer que vous souffrez du SCI en utilisant les critères de diagnostic officiels du SCI. Vous devez répondre aux trois critères suivants pour être diagnostiqué :

- **Douleurs d'estomac constantes** : la douleur survient généralement au moins un jour par semaine depuis trois mois.
- **Symptômes liés aux selles** : ils coïncident avec deux ou plusieurs des éléments suivants, sont liés à la défécation, associés à une modification de la fréquence des selles ou associés à une modification de l'aspect des selles.
- **Symptômes persistants** : vous avez ressenti des symptômes constants au cours des trois derniers mois, avec un début des symptômes au moins six mois avant le diagnostic.

Essayer des stratégies de modification du mode de vie et du régime alimentaire

Un régime pauvre en FODMAP est un processus qui demande beaucoup de temps et de ressources. C'est pourquoi il est encore considéré comme un conseil diététique de deuxième intention dans certains pays et est utilisé pour les personnes atteintes du SCI qui ne répondent pas aux stratégies de première intention.

Planifiez à l'avance

Il peut être difficile de respecter les limites du régime pauvre en FODMAP. Voici quelques conseils pour vous aider à vous préparer.

- **Savoir quoi acheter** : assurez-vous d'avoir accès à des listes crédibles d'aliments pauvres en FODMAP.
- **Débarrassez-vous des aliments riches en FODMAP** : débarrassez le réfrigérateur et le garde-manger des aliments qui ne sont pas fait pour ce régime.
- **Dressez une liste de courses** : créez une liste de courses à faible teneur en FODMAP avant de faire vos courses pour éviter les aliments qui ne sont pas bons pour vous.
- **Lisez les menus en détail :** vous devez vous familiariser avec les options des menus à faible teneur en FODMAP afin d'être prêt lorsque vous dînez au restaurant.

Le régime pauvre en FODMAP peut être délicieux

L'ail et les oignons sont très riches en FODMAP. C'est pourquoi on pense souvent, à tort, que les régimes pauvres en FODMAP manquent de saveur.

Si de nombreuses recettes font appel aux oignons et à l'ail, vous pouvez choisir parmi de nombreuses herbes, épices et condiments à faible teneur en FODMAP.

En outre, vous pouvez toujours retrouver le goût de l'ail en utilisant de l'huile d'ail filtrée à faible teneur en FODMAP. En effet, les FODMAP de l'ail ne sont pas liposolubles, de sorte que la saveur est transférée à l'huile, mais pas les FODMAP.

Suggestions de condiments à faible teneur en FODMAP

Ces épices, herbes et condiments sont parfaits pour le régime pauvre en FODMAP. Voici une liste de ceux qui ressortent, d'après une étude intitulée The low FODMAP diet and its application in East and Southeast Asia - PMC (nih.gov) :

- Des piments
- Ciboulette
- Gingembre
- Fenugrec
- La citronnelle
- Curcuma
- Safran
- Poivre
- Graines de moutarde

Les végétariens et le régime pauvre en FODMAP

Les FODMAP peuvent être faibles dans un régime végétarien équilibré. Cependant, suivre un régime pauvre en FODMAP peut être plus difficile si vous ne mangez pas de viande.

En effet, les aliments riches en FODMAP, tels que les haricots, constituent la principale protéine végétale d'un régime végétarien.

Cependant, vous pouvez inclure une petite portion de haricots en conserve et rincés dans un régime pauvre en FODMAP, car ils ont tendance à contenir moins de FODMAP que les haricots cuits. Les portions sont généralement d'environ 1/4 de tasse (64 grammes).

Parmi les autres options à faible teneur en FODMAP et riches en protéines pour les végétariens figurent le tempeh, le tofu, les œufs, le quinoa et la plupart des noix et des graines.

Que faire si les symptômes ne s'améliorent pas ?

Ce type de régime ne convient pas à tout le monde. En fait, on dit que 30 % des personnes ne réagissent pas du tout à ce régime. Heureusement, d'autres thérapies non diététiques peuvent vous aider - parlez-en à votre médecin si vous souhaitez explorer d'autres options. Ceci dit, avant d'abandonner définitivement l'idée de faire un régime pauvre en FODMAP, suivez les étapes ci-dessous :

Vérifiez et revérifiez les listes d'ingrédients :

Les aliments emballés sont généralement des sources cachées de FODMAP. Les coupables courants sont les oignons, le sorbitol, l'ail et le xylitol, qui peuvent déclencher des symptômes même en petites quantités.

Vérifiez l'exactitude de vos informations sur les FODMAP :

Il existe de nombreuses listes d'aliments pauvres en FODMAP en ligne. Toutefois, seules deux universités fournissent des listes et des applications complètes et validées sur les aliments FODMAP : King's College London et Monash University.

Tenir compte des autres facteurs de stress de la vie :

Le régime alimentaire n'est pas le seul facteur susceptible d'aggraver les symptômes du SCI, le stress peut les déclencher également.

De plus, quelle que soit l'efficacité de votre régime alimentaire, les symptômes sont susceptibles de persister si vous êtes soumis à un stress important.

Un régime pauvre en FODMAP peut améliorer considérablement les symptômes digestifs des personnes souffrant du syndrome du côlon irritable. Mais il faut prendre en compte que le régime implique un processus en trois étapes qui peut prendre environ huit semaines avant que vous ne ressentiez une amélioration, et toutes les personnes atteintes du syndrome du côlon irritable n'y répondent pas.

À moins que vous n'en ayez besoin, ce type de régime alimentaire peut faire plus de mal que de bien, car les FODMAP sont des prébiotiques qui favorisent la santé intestinale. En outre, les aliments riches en FODMAP sont des sources alimentaires précieuses de minéraux et de vitamines.

Pour suivre un régime pauvre en FODMAP, il suffit d'éviter les aliments riches en glucides. C'est en 2005 que le groupe de recherche a proposé pour la première fois ce concept pour la gestion du SCI. C'est ce qui ressort de l'étude Personal Viewpoint: Food for Thought : Western Lifestyle and Susceptibility to Crohn's Disease. L'hypothèse FODMAP - PubMed (nih.gov).

Voici ce que vous devez savoir sur ce qu'est un régime pauvre en FODMAP.

En plus de ce que je vous ai déjà dit, voici quelques éléments que vous devez savoir sur cette diète :

Il s'agit d'un régime pauvre en FODMAP, et non d'un régime SANS FODMAP.

Contrairement à d'autres allergies alimentaires, il n'est pas nécessaire d'éliminer complètement les FODMAP de votre alimentation. En fait, ils ont des effets bénéfiques sur votre intestin. Par conséquent, il est conseillé de les intégrer à votre régime alimentaire, autant que votre tolérance le permet.

Le régime pauvre en FODMAP n'est pas sans gluten.

Il est généralement pauvre en gluten par défaut, car le blé, qui est la principale source de gluten, est exclu en raison de sa teneur élevée en fructanes.

Le régime pauvre en FODMAP n'est pas un régime sans gluten, les aliments tels que l'épeautre au levain, sont autorisés.

Le régime pauvre en FODMAP n'est pas exempt de produits laitiers.

Le lactose se trouve généralement dans les produits laitiers. Cependant, de nombreux produits laitiers contiennent de faibles niveaux de lactose, ce qui les rend pauvres en FODMAP.

Les fromages à pâte dure ou vieillie, la crème fouettée et la crème aigre sont des exemples de produits laitiers à faible teneur lactose et donc consommables pendant ce genre de régime.

Il ne s'agit pas d'un régime à long terme

Il n'est pas souhaitable ni recommandé de suivre ce régime pendant plus de huit semaines. En outre, le processus du régime pauvre en FODMAP comporte trois étapes pour amener les FODMAP du régime à un niveau de tolérance personnel.

Le régime pauvre en FODMAP est-il équilibré sur le plan nutritionnel ?

Vous pouvez toujours satisfaire aux exigences nutritionnelles du régime pauvre en FODMAP, mais, comme tout régime restrictif, les risques de carences nutritionnelles sont accrus. L'apport en fibres doit être pris en compte et bien maîtrisé dans ce cadre.

Fibres

De nombreux aliments riches en fibres sont également riches en FODMAPs. C'est pourquoi les gens réduisent souvent leur consommation de fibres en suivant un ce régime...

Cela peut être évité en remplaçant les aliments riches en FODMAP et en fibres (tels que les fruits et les légumes) par des variétés à faible teneur en FODMAP qui fournissent toujours beaucoup de fibres alimentaires.

Les sources de fibres à faible teneur en FODMAP sont les fraises, les framboises, les oranges, les haricots verts, les carottes, les épinards, le riz, l'avoine, le quinoa, le pain complet sans gluten et les graines de lin.

Calcium

Les produits laitiers sont une source élevée de calcium. Cependant, de nombreux produits laitiers sont interdits dans le cadre d'un régime pauvre en FODMAP. Par conséquent, l'apport en calcium peut être réduit lorsqu'on suit ce régime.

Les sources de calcium à faible teneur en FODMAP comprennent les fromages à pâte dure et vieillis, les yaourts et le lait sans lactose, les poissons en conserve avec arêtes comestibles et les noix enrichies en calcium, le lait de riz et les flocons d'avoine.

Si vous suivez un régime pauvre en FODMAP, devez-vous éviter le lactose ?

Le lactose est le Disaccharide des FODMAPs.

Il est souvent appelé sucre du lait car on le trouve dans les produits laitiers tels que le fromage, les yaourts ou le lait.

L'intolérance au lactose provient du manque d'une enzyme qui digère le lactose, la lactase, dans l'organisme.

Cela peut entraîner des problèmes digestifs avec le lactose, qui est osmotiquement actif, c'est-à-dire qu'il attire l'eau et est fermenté par les bactéries intestinales.

En outre, l'existence continue d'une intolérance au lactose chez les personnes atteintes du SCI est variable, les rapports allant de 20 à 80 %. Le lactose est donc limité dans un régime pauvre en FODMAP.

Si vous savez que vous n'êtes pas intolérant au lactose, vous ne devez alors pas restreindre le lactose dans le cadre du régime pauvre en FODMAP.

Tableau de conversion des mesures

Équivalence des volumes de liquide

Standard Américain	Standard Américain en Oz	Unités (approximatives)
2 cuillères à soupe	1 fl.oz.	30 ml
1/4 de tasse	2 fl.oz.	60 ml
1/2 tasse	4 fl.oz.	120 ml
1 tasse	8 fl.oz.	240 ml
1 1/2 tasse	12 fl.oz.	355 ml
2 tasses	16 fl.oz.	475 ml
4 tasses	32 fl.oz.	1 L
1 gallon	128 fl.oz.	4 L

Équivalence des poids

Standard Américain	Unités (approximatives)
1 once	28 g
2 onces	57 g
5 onces	142 g
10 onces	284 g
15 onces	425 g
16 (1 livre)	455 g
1,5 livre	680 g
2 livres	907 g

Equivalencia de temperaturas

Fahrenheit (F)	Celsius (C)
225 °F	107 °C
250 °F	120 °C
275 °F	135 °C
300 °F	150 °C
325 °F	160 °C
350 °F	180 °C
375 °F	190 °C
400 °F	205 °C
425 °F	220 °C
450 °F	235 °C
475 °F	245 °C
500 °F	260 °C

Equivalencia de volumenes secos

Standard Américain	Unités (approximatives)
1/8 de cuillère à café	0,5 g
1/4 de cuillère à café	1 g
1/2 cuillère à café	2 g
3/4 de cuillère à café	4 g
1 cuillère à café	5 g
1 cuillère à soupe	15 g
1/4 de tasse	59 g
1/2 tasse	118 g
3/4 de tasse	177 g
1 tasse	235 g
2 tasses	475 g
3 tasses	700 g
4 tasses	1 Kg

La « Dirty Dozen » et la « Clean Fifteen » de 2022

Dirty Dozen	Clean Fifteen
1- Fraises	1- Avocats
2- Epinards	2- Maïs doux
3- Chou frisé, feuilles de chou vert	3- Ananas
4- Nectarines	4- Oignons
5- Pommes	5- Papaye
6- Raisins	6- Petits pois
7- Poivrons et piments forts	7- Asperges
8- Cerises	8- Melon miel
9- Pêches	9- Kiwi
10- Poires	10- Chou
11- Céleri	11- Champignons
12- Tomates	12- Cantaloup
	13- Mangues
	14- Pastèque
	15- Patates douces

L'**Environmental Working Group** (EWG) est une organisation à but non lucratif américaine qui publie chaque année le « Guide de l'acheteur de pesticides », dans lequel elle présente deux listes d'aliments : la « Dirty Dozen » et la « Clean Fifteen ».

La « Dirty Dozen »

Basée sur les dernières recherches en la matière, cette liste énumère les douze fruits et légumes les plus contaminés par les pesticides (et qui présentent le plus grand risque de contamination par les pesticides). Il va de soi que vous devriez acheter ces aliments aussi biologiques que possible.

L'EWG a publié la « Dirty Dozen » de 2022

Cette liste est basée sur les résultats de tests effectués sur près de 45 000 échantillons de 46 fruits et légumes courants sélectionnés par le département de l'agriculture des Etats-Unis (USDA). Selon l'EWG, plus de 70 % des produits traditionnels contiennent une variété de pesticides potentiellement dangereux, y compris ceux qui tuent les abeilles.

Insecticides néoniques

Ces insecticides ne peuvent être pas utilisés en Europe en raison de leurs effets nocifs sur l'environnement et la santé humaine.

La « Clean Fifteen »

Cela dit, chaque aliment est différent, surtout en ce qui concerne la manière dont il est produit. Si certains fruits et légumes présentent des concentrations de pesticide nettement plus élevées (ceux de la « Dirty Dozen »), d'autres sont considérés comme "propres". Par conséquent, il est plus sûr d'acheter ces aliments sous leur forme traditionnelle plutôt que d'acheter des aliments riches en pesticides, comme les baies et les légumes verts à feuilles.

En règle générale, les aliments figurant sur la liste « Clean Fifteen » contiennent des peaux, des écorces, des coquilles ou des enveloppes très protectrices (pensez aux peaux de bananes et d'avocats). En fait, ils possèdent un revêtement protecteur naturel qui les protège des pesticides. Il est donc logique que ces aliments figurent sur la liste. Selon l'EWG, les pesticides sont moins susceptibles de rester sur ces aliments lorsqu'ils sont lavés et consommés. Donc, si vous voulez faire des achats intelligents et économiser de l'argent, il vaut mieux acheter ces aliments sous forme naturelle et non biologique.

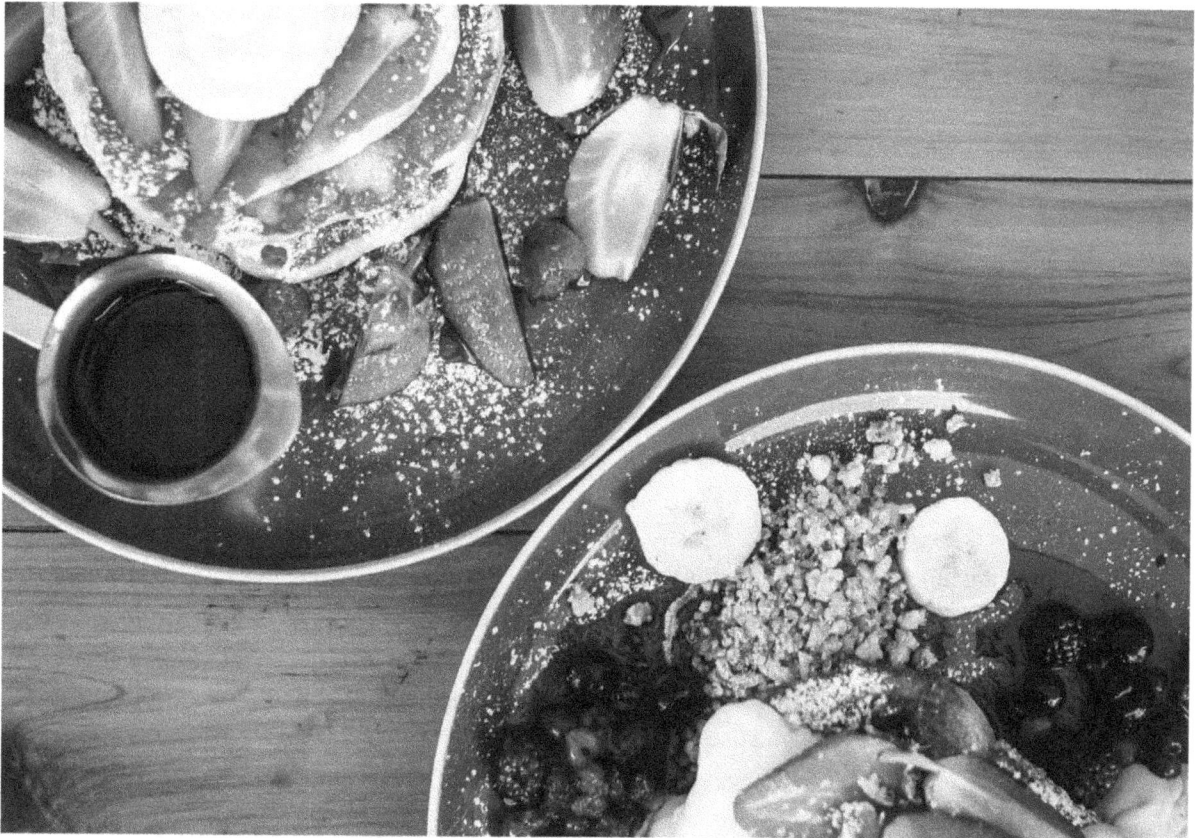

BRUNCH

DÉJEUNER

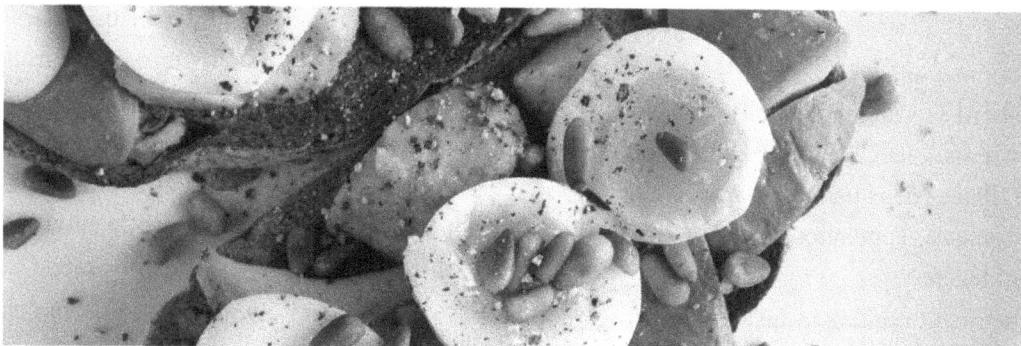

made
with
love

1 Œufs Bénédicte au saumon fumé

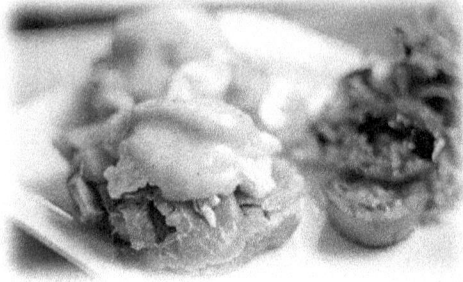

Temps de préparation : 10 min

Durée totale : 10 min

Ingrédients :

1. 2 cuillères à soupe d'eau
2. 2 cuillères à soupe de beurre ou de ghee (beurre clarifié)
3. 2 cuillères à café de câpres
4. 2 cuillères à café de jus de citron frais
5. 2 muffins, coupés en deux
6. 2 grands jaunes d'œufs
7. 1 oignon rouge finement émincé
8. Sauce hollandaise
9. 1 pincée de poivre noir
10. 1 pincée de sel
11. 100 g de saumon fumé
12. 4 cuillères à soupe de fromage à la crème (cream cheese)
13. 4 gros œufs

Préparation :

1. Préparez d'abord la sauce hollandaise. Battez les jaunes d'œufs avec 2 cuillerées à soupe d'eau froide. Placez dans un bain-marie chaud et fouettez jusqu'à l'obtention d'une crème mousseuse et légère.
2. Ajoutez le beurre et remuez jusqu'à ce que la sauce s'épaississe. Ajoutez le jus de citron et une pincée de sel, puis mettez la casserole de côté.
3. Mettez une casserole d'eau sur la cuisinière et faites-la chauffer à feu vif.
4. Faites légèrement griller les muffins dans un grille-pain. Placez-les sur un plat et tartinez-les de *cream cheese*. Répartissez le saumon entre eux.
5. Lorsque l'eau bout, réduisez le feu pour maintenir une légère ébullition. Plongez les œufs un par un et faites-les cuire pendant 4 minutes. Retirez-les de la casserole et placez un œuf sur chaque muffin.
6. Versez la sauce sur les œufs et garnissez-les de quelques tranches d'oignon rouge, de quelques câpres et de poivre noir.
7. Si vous le souhaitez, mélangez quelques feuilles de roquette fraîche avec un peu d'huile d'olive et placez la salade à côté des œufs Bénédicte.

2 Smoothie tropical à la carotte, au gingembre et au curcuma

Temps de préparation : 5 min

Durée totale : 6 min

Ingrédients :

- ½ tasse de morceaux de mangue fraîche ou congelée
- ⅔ tasse d'eau de noix de coco
- ¾ cuillère à café de gingembre finement râpé
- 1 cuillère à soupe de graines de chanvre crues
- Jus d'une orange
- 1 pincée de piment de Cayenne
- 1 pincée de sel
- 1 grosse carotte hachée grossièrement
- ½ cuillère à café de poudre de curcuma
- Jus d'une orange
- 1 pincée de piment de Cayenne

Préparation

1. Placez tous les ingrédients dans un mixeur avec des glaçons ou de la glace pilée.
2. Mixez jusqu'à obtenir une texture lisse.

3. Œufs brouillés aux épinards et aux framboises

Temps de préparation : 10 min

Durée totale : 10 min

Ingrédients :

- 1 cuillère à café d'huile de colza
- 1½ tasse d'épinards
- 2 grands œufs battus
- 1 pincée de sel
- 1 pincée de poivre
- 1 tranche de pain complet grillé
- ½ tasse de framboises

Préparation :

14. Faites chauffer l'huile. Ajoutez les épinards et faites-les cuire jusqu'à ce qu'ils soient tendres, en remuant fréquemment, pendant 1 à 2 minutes.
15. Transférez les épinards dans une assiette. Nettoyez la poêle à frire, placez-la sur feu moyen et ajoutez les œufs battus.
16. Faites cuire en remuant une ou deux fois pour assurer une cuisson uniforme, jusqu'à ce que les œufs soient bien cuits.
17. Ajoutez-y les épinards, le sel et le poivre.
18. Servez avec des toasts et des framboises.

4. Pudding aux graines de chia et au lait de coco

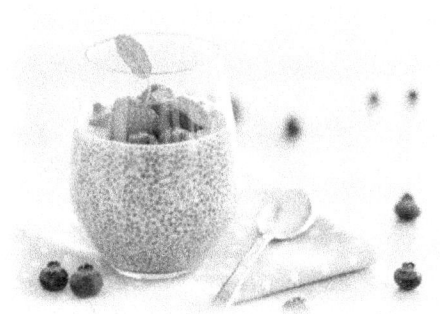

Temps de préparation : 5 min

Durée totale : 5 min

Ingrédients :

- ¼ tasse de copeaux de noix de coco grillés, pour la décoration
- ½ cuillère à café de cannelle moulue
- ½ cuillère à café de gingembre moulu
- ½ tasse de graines de chia
- ¾ tasse de yaourt à la noix de coco, pour le nappage
- 1 cuillère à soupe d'extrait de vanille
- 1 cuillère à café de curcuma moulu
- 1 tasse de baies ou de fruits rouges frais, pour la décoration
- 3 cuillères à soupe de miel
- 4 tasses de lait de coco entier

Préparation :

1. Mélangez le lait de coco, le curcuma, le miel, la cannelle, l'extrait de vanille et le gingembre moulu dans un grand récipient. Mélangez jusqu'à obtenir un liquide jaune vif.
2. Ajoutez les graines de chia, puis mélangez-les et laissez reposer pendant 5 minutes. Passé ce délai, remuez à nouveau.
3. Couvrez le récipient et mettez-le au réfrigérateur pendant au moins 6 heures ou toute la nuit.
4. Répartissez le pudding dans quatre coupelles, puis nappez-le d'une cuillerée de yaourt à la

noix de coco. Décorez avec les fruits rouges et les flocons de noix de coco grillés.

5. Gaufres du sud-ouest

Temps de préparation : 10 min

Durée totale : 10 min

Ingrédients :

- ½ tasse de purée de patate douce
- ¾ tasse du lait de votre choix
- 1 cuillère à soupe de sirop d'érable ou de sirop d'agave
- 1 tasse de farine d'avoine
- 2 cuillères à café de levure chimique
- 1 cuillère à café de cannelle
- 1 cuillère à café de curcuma
- 1 cuillère à café de vanille
- 1/4 cuillère à café de sel
- 1 pincée de poivre noir
- 1 œuf à la coque
- ¼ avocat moyen, coupé en deux, sans noyau
- 1 cuillerée de persil

Préparation :

1. Préchauffez le gaufrier.
2. Mettez de côté l'œuf à la coque, l'avocat et le persil pour le moment.
3. Placez tous les autres ingrédients, sauf le lait, dans un grand récipient. Commencez par ajouter 1/4 de tasse de lait et mélangez tous les Ingrédients : ensemble. La quantité de lait dont vous aurez besoin dépendra de la quantité d'eau que les patates douces retiennent. Ajoutez du lait jusqu'à 3/4 de tasse. La pâte doit être épaisse.
4. Versez la pâte dans le gaufrier et attendez qu'elle cuise.
5. Retirez dès que les gaufres sont bien dorées et servir chaud. Vous pouvez aussi les laisser refroidir et les congeler dans des sacs de congélation en prévision des matinées chargées. Les gaufres congelées peuvent être réchauffées dans un grille-pain.
6. Garnissez avec l'œuf à la coque, l'avocat et le persil.

6. Toast à l'œuf et à l'avocat

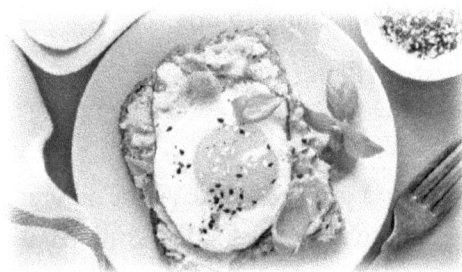

Temps de préparation : 5 min

Durée totale : 5 min

Ingrédients :

- ¼ avocat
- ½ cuillère à café de jus de citron
- ½ cuillère à café de persil
- 1 pincée de sel
- 1 œuf dur haché
- 1 tranche de pain complet grillé

Préparation :

1. Écrasez l'avocat et le céleri, le citron, le persil et le sel dans un bol.
2. Mélangez avec l'œuf dur et tartinez le mélange sur le toast.

7. Smoothie vert

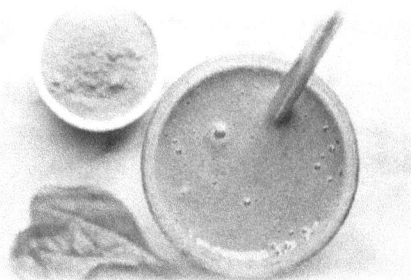

Temps de préparation : 5 min

Durée totale : 5 min

Ingrédients :

- 1 banane
- 1 tasse de chou frisé
- 1 tasse de lait d'amande
- 1 avocat
- 1 cuillère à soupe de graines de chia
- 2 cuillères à café de miel
- De la glace pilée, si vous le souhaitez

Préparation :

1. Mixez la banane, le chou frisé, l'avocat, le lait d'amande, les graines de chia et le miel.
2. Ajoutez les glaçons et mixez jusqu'à obtenir un mélange homogène.
3. Versez dans des verres et servez.

8. Tortilla au saumon fumé et au fromage à la crème (*cream cheese*)

Temps de préparation : 15 min

Durée totale : 15 min

Ingrédients :

- 2 gros œufs
- 1 cuillère à café de lait écrémé
- 2 pincées de poivre
- 1 pincée de sel
- 1 cuillère à café de beurre
- 1 ½ cuillère à soupe d'aneth frais haché
- 2 cuillères à soupe de saumon fumé haché
- 1 cuillère à soupe de fromage à la crème, alias *cream cheese*
- 1 cuillère à soupe d'oignon rouge haché

Préparation :

1. Dans un petit bol, fouettez les œufs, le lait (ou l'eau), le poivre et le sel.
2. Faites fondre le beurre dans une poêle.

3. Ajoutez-y le mélange d'œufs et faites cuire pendant 1 minute sans remuer.
4. Déposez le saumon, le fromage, l'oignon et l'aneth sur la moitié de la tortilla. Faites cuire pendant 1 minute.
5. Utilisez une spatule souple pour soulever le côté non garni et permettre à l'œuf cru de couler à mi-chemin. Faites cuire pendant encore 2 minutes.
6. Retournez le côté non garni sur le côté garni, pliez la tortilla en deux et faites cuire pendant 1 minute. Retournez délicatement la tortilla et faites-la cuire pendant 1 minute supplémentaire.

9. Tortilla à l'avocat et au chou frisé

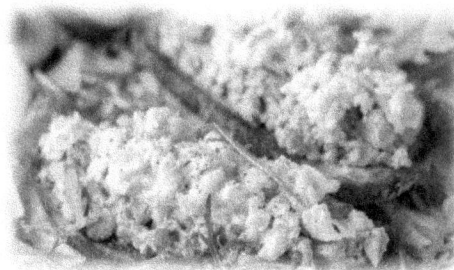

Temps de préparation : 5 min

Durée totale : 5 min

Ingrédients :

- 2 œufs
- 1 cuillère à soupe de lait écrémé
- 1 pincée de sel
- 2 cuillères à café d'huile d'olive
- 1 tasse de chou frisé haché
- ½ avocat coupé en tranches
- ½ avocat coupé en tranches
- 1 cuillère à soupe de jus de citron vert
- 1 cuillère à soupe de coriandre fraîche hachée
- 1 cuillère à café de graines de tournesol non salées
- 1 pincée de piment rouge écrasé
- 1 pincée de sel

Préparation :

1. Battez les œufs avec le lait et le sel.
2. Faites chauffer une cuillère à café d'huile dans une poêle à frire.
3. Versez-y le mélange d'œufs et faites cuire jusqu'à ce que le mélange soit ferme mais légèrement baveux.
4. Retournez la tortilla et posez-la sur une assiette.
5. Mélangez le chou frisé, le jus de citron vert, la coriandre, les graines de tournesol, le piment rouge écrasé et une pincée de sel.
6. Garnissez la tortilla avec la salade de chou frisé et l'avocat.

10. Salade aux œufs avec vinaigrette à la sauce verte

Temps de préparation : 10 min

Durée totale : 10 min

Ingrédients :

- 3 cuillères à soupe de sauce verte
- 1 cuillère à soupe d'huile d'olive
- 2 cuillères à soupe de coriandre haché
- 2 tasses de mesclun (mélange de salade) et autres légumes
- 8 chips de tortilla de maïs (nachos)
- ½ tasse de haricots rouges en conserve
- ¼ avocat en tranches
- 1 œuf

Préparation :

1. Fouettez la sauce verte, l'huile et la coriandre dans un saladier.
2. Incorporez le mesclun et les autres légumes.
3. Mettez les nachos, les haricots rouges et l'avocat dans la salade.
4. Faites chauffer l'huile dans une poêle, ajoutez l'œuf et faites-le frire en laissant le jaune un peu liquide.

5. Déposez l'œuf sur la salade, arrosez de sauce vinaigrette et saupoudrer de coriandre.

11. Smoothie à la cerise et au chocolat

Temps de préparation : 10 min

Durée totale : 10 min

Ingrédients :

- 1 tasse de cerises sucrées dénoyautées
- 1 tasse de lait d'amande sans sucre au chocolat
- 6 onces de yaourt à 0% de matière grasse
- ½ banane
- 2 cuillères à soupe de chocolat en poudre
- 2 cuillères à soupe de beurre d'amande
- 1 cuillère à café d'extrait de vanille
- 2 tasses de glaçons
- 1 cuillère à soupe de copeaux de chocolat amer.

Préparation :

1. Dans un mixeur, mélangez les cerises, le lait d'amande, le yaourt, la banane, le chocolat en poudre, le beurre d'amande, et l'extrait de vanille.
2. Mettez le couvercle et mixez jusqu'à ce que le mélange soit homogène.
3. Ajoutez les glaçons, mettez le couvercle et mixez jusqu'à ce que le mélange soit homogène.
4. Versez dans des verres et saupoudrez de copeaux de chocolat.
5. Utilisez une rondelle de banane pour décorer les verres.

12. Toast à l'avocat de la côte ouest

Temps de préparation : 10 min

Durée totale : 10 min

Ingrédients :

- 1 tasse de salade de légumes variés
- 1 cuillère à café de vinaigre de vin coloré
- 1 cuillère à café d'huile d'olive
- 1 pincée de sel
- 1 pincée de poivre
- 2 tranches de pain complet grillées
- ¼ tasse de houmous
- ¼ tasse de germes de luzerne
- ¼ avocat en tranches
- 2 cuillères à café de graines de tournesol

Préparation :

1. Mélangez les légumes avec du vinaigre, de l'huile d'olive, du sel et du poivre.
2. Répartissez deux cuillères à soupe de houmous sur des tranches de pain grillées.
3. Recouvrez de germes de luzerne, d'avocat, de salade de légumes et saupoudrer de graines de tournesol.

13. Smoothie aux myrtilles, aux dattes et à l'avocat

Temps de préparation : 10 min

Durée totale : 10 min

Ingrédients :

- 1 tasse de myrtilles congelées
- ½ avocat coupé en tranches
- 5 dattes dénoyautées et coupées en morceaux
- 1 tasse de lait de coco à la vanille

Préparation :

1. Placez les myrtilles, les dattes, l'avocat et le lait de coco dans un mixeur.
2. Mixez jusqu'à obtenir un mélange homogène.
3. Versez dans des verres et servez.

14. Smoothie à la mangue et au chou frisé

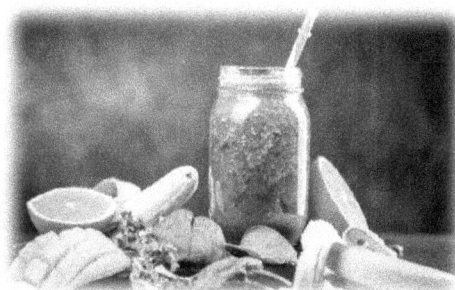

Temps de préparation : 10 min

Durée totale : 10 min

Ingrédients :

- 1 tasse de chou frisé
- 1 tasse de morceaux de mangue surgelés
- 1 banane coupée en tranches
- 1 tasse de jus d'orange

Préparation :

1. Versez le chou frisé, la mangue, la banane et le jus d'orange dans un mixeur.
2. Mixez jusqu'à obtenir un mélange homogène.
3. Versez dans des verres et servez.

15. Smoothie aux fraises et aux amandes

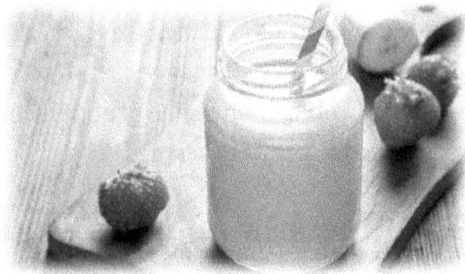

Temps de préparation : 10 min

Durée totale : 10 min

Ingrédients

- :10 fraises entières surgelées
- 1 tasse de lait d'amande
- ½ tasse de tofu
- 2 cuillères à soupe d'édulcorant

Préparation :

1. Mélangez les fraises, le lait, le tofu et le sucre dans un mixeur.
2. Mixez jusqu'à obtenir une mousse et versez dans des verres et dégustez.

16. Pitas aux épinards et à la feta avec des œufs brouillés

Temps de préparation : 15 min

Durée totale : 15 min

Ingrédients :

- 1 cuillère à soupe d'huile d'olive
- 1 bloc d'épinards hachés congelés
- 1 pincée de sel
- 8 grands œufs battus
- 1 pincée de poivre moulu
- 8 cuillères à soupe de confit de tomates séchées au soleil
- ¼ tasse de feta émiettée
- 4 pitas de blé entier coupées en deux

Préparation :

1. Faites chauffer l'huile dans une poêle à frire. Ajoutez-y les épinards, le sel et faites revenir
2. les épinards.
3. Ajoutez les œufs battus et faites-les cuire en remuant.
4. Ajoutez la feta, le poivre et faites cuire.
5. Tartinez l'intérieur des pitas avec la tapenade de tomates séchées, comptez deux cuillères à soupe par pita.
6. Répartissez les œufs brouillés entre les pitas.

17. Œufs brouillés à la truite fumée et aux épinards

Temps de préparation : 15 min

Durée totale : 15 min

Ingrédients :

- 4 œufs
- 2 cuillères à soupe de lait écrémé
- ¼ cuillère à café de poivre moulu
- 1 pincée de sel
- 2 cuillères à café d'huile de pépins de raisin ou d'avocat
- 2 cuillères à soupe d'échalotes hachées
- ½ tasse de truite fumée désossée et émiettée
- 1 tasse d'épinards hachés

Préparation :

1. Battez les œufs, le lait, le poivre et le sel jusqu'à ce qu'ils prennent une couleur jaune pâle.
2. Faites chauffer l'huile, ajoutez les échalotes et faites-les cuire.
3. Ajoutez le mélange d'œufs et réduisez le feu. Faites cuire les œufs en les mélangeant.

4. Déposez la truite sur les œufs et ajoutez les épinards.
5. Retirez du feu et laissez reposer 2 minutes avant de servir.

18. Salade de chou frisé avec truite fumée et avocat

Temps de préparation : 15 min

Durée totale : 15 min

Ingrédients :

- 1 cuillère à soupe d'ail haché
- 1 pincée de sel
- 1 cuillère à soupe d'huile d'olive vierge
- 2 cuillères à soupe de vinaigre de vin coloré
- 1 pincée de poivre
- 3 tasses de chou frisé
- ¼ tasse de truite fumée émiettée
- ¼ avocat mûr, coupé en tranches
- 1 cuillère à soupe d'oignon rouge finement haché

Préparation :

1. Écrasez l'ail et le sel pour créer une pâte.
2. Ajoutez à la pâte d'ail l'huile, le vinaigre et le poivre.
3. Mélangez le chou frisé avec la vinaigrette.
4. Servez la salade accompagnée de truite, d'oignon et d'avocat.

19. Tortilla à l'avocat et à la roquette

Temps de préparation : 10 min

Durée totale : 10 min

Ingrédients :

- 2 gros œufs
- 1 cuillère à café de lait sans matière graisse
- 1/8 cuillère à café de sel
- 2 cuillères à café d'huile d'olive vierge
- ½ tasse de roquette
- 1 cuillère à café de jus de citron vert
- ¼ avocat en dés
- 2 cuillères à soupe de yaourt grec au lait entier

Préparation :

1. Battez les œufs avec le lait et une pincée de sel.
2. Faites chauffer une cuillère à café d'huile dans une poêle.
3. Versez-y les œufs et faites cuire environ deux minutes, jusqu'à ce que le fond soit ferme et le centre légèrement liquide.
4. Retournez la tortilla et faites-la cuire environ 30 secondes.
5. Dans un saladier, mélangez la roquette avec une cuillère à café d'huile et le jus de citron vert. Garnissez la tortilla d'avocat, de yaourt, de roquette et du reste du sel

20. Smoothie aux épinards

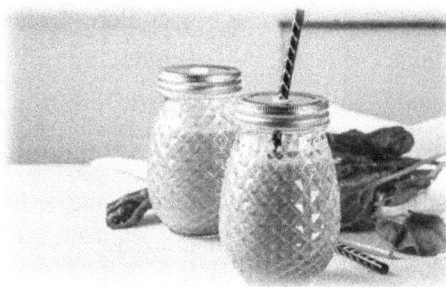

Temps de préparation : 10 min

Durée totale : 10 min

Ingrédients :

- 1 ½ tasse d'épinards tendres
- 1 petite banane coupée en tranches
- 1 tasse de fraises surgelées
- 2/3 tasse de lait de coco saveur vanille sans sucre

Préparation :

1. Placez les épinards, la banane, les fraises et le lait de coco dans un mixeur.
2. Mélangez à vitesse moyenne jusqu'à ce que le mélange soit homogène.

21.Smoothie à la mangue et aux amandes

Temps de préparation : 10 min

Durée totale : 10 min

Ingrédients :

- ½ tasse de mangue congelée en morceaux
- ½ tasse de yaourt grec 0% de matière grasse
- ¼ tasse de banane coupée en tranches
- ¼ tasse de lait d'amande
- 5 cuillères à soupe d'amandes râpées
- 1/8 cuillère à café de piment de la Jamaïque moulu
- ¼ tasse de framboises
- ½ cuillère à café de miel

Préparation :

1. Mixer la mangue, le yaourt, la banane, le lait, 3 cuillères à soupe d'amandes râpées et le poivre. Mélangez jusqu'à ce que le mélange soit homogène.
2. Versez le smoothie dans un verre et garnissez-le de framboises, du reste des amandes et de miel.

22. Haricots noirs avec un œuf poché au micro-ondes

Temps de préparation : 15 min

Durée totale : 15 min

Ingrédients :

- 2 cuillères à café d'huile de colza
- ¼ tasse de poivron rouge
- 2 oignons nouveaux hachés
- ½ cuillère à café de cumin moulu
- ¾ tasse de haricots noirs à faible teneur en sodium, en conserve et rincés
- ½ tasse d'orge cuite
- 1/8 cuillère à café de persil
- 1 tasse d'eau
- 2 gros œufs
- 2 cuillères à soupe de fromage Monterey Jack, ou autre
- ½ avocat haché
- 2 cuillères à soupe de coriandre hachée
- 1/2 tasse de bouillon de poule
- 1/8 cuillère à café de sel

Préparation :

1. Faites chauffer l'huile dans une poêle, ajoutez-y le poivron, la moitié des oignons nouveaux et le cumin. Remuez.
2. Ajoutez les haricots, l'orge cuite, le bouillon de poule et le sel. Faites cuire jusqu'à ce que la plupart du liquide soit absorbé.
3. Dans un bol, mélangez le reste des oignons nouveaux avec le persil. Divisez la vinaigrette en deux.
4. Mettez une demi-tasse d'eau et une demi-cuillère à café de vinaigre dans un bol adapté au micro-ondes. Cassez un œuf dans l'eau pour l'immerger.
5. Faites chauffer au micro-ondes pendant une minute à puissance maximale, jusqu'à ce que l'œuf soit ferme.
6. Retirez-le à l'aide d'une cuillère à trous, séchez-le et placez-le de nouveau dans le bol.

7. Répétez l'opération avec l'autre œuf.
8. Garnissez chaque bol d'une cuillerée de fromage Monterey Jack, ou d'un autre fromage de votre choix. Décorez avec de l'avocat et saupoudrez de coriandre et de vinaigrette.
9. Servez les haricots accompagnés du bol contenant l'œuf poché.

23.Tortilla à l'avocat et au saumon fumé

Temps de préparation : 10 min

Durée totale : 10 min

Ingrédients :

- 2 œufs
- 1 cuillère à café de lait à 0% de matière grasse
- 1 pincée de sel
- 1 cuillère à soupe d'huile d'olive
- ¼ avocat en tranches
- 1 once de saumon fumé
- 1 cuillère à soupe de basilic frais haché

Préparation :

1. Battez les œufs avec le lait et le sel.
2. Faites chauffer une cuillère à café d'huile dans une poêle à frire. Ajoutez-y les œufs et faites cuire pendant deux minutes.
3. Retournez la tortilla et laissez cuire pendant encore 30 secondes.
4. Placez la tortilla sur une assiette. Ajoutez l'avocat, le saumon et le basilic. Arrosez d'un filet d'huile d'olive.

24.Smoothie au chou frisé et à l'ananas

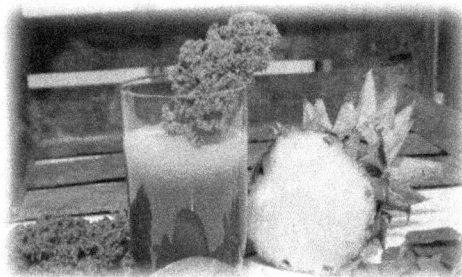

Temps de préparation : 10 min

Durée totale : 10 min

Ingrédients :

- 1 tasse de chou frisé
- 1/4 tasse de yaourt grec
- 1 tasse de morceaux d'ananas congelés
- ½ tasse de lait de coco à la vanille
- ½ tasse de jus d'orange

Préparation :

1. Placez le chou frisé, le yaourt, l'ananas, le lait de coco et le jus d'orange dans un mixeur.
2. Mixez jusqu'à obtenir un mélange homogène.
3. Versez dans des verres et servez frais.

25.Smoothie aux épinards et à l'avocat

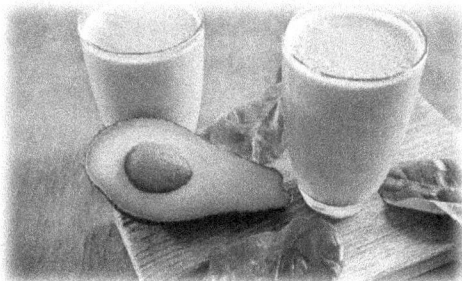

Temps de préparation : 5 min

Durée totale : 5 min

Ingrédients :

- 1 tasse de yaourt nature
- 1 tasse d'épinards
- 1 banane
- ¼ avocat
- 2 cuillères à soupe d'eau
- 1 cuillère à café de miel

Préparation :

1. Placez le yaourt, les épinards, la banane, l'avocat, l'eau et le miel dans un mixeur.
2. Mixer jusqu'à obtenir un mélange crémeux.
3. Versez dans des verres et consommez frais.

26. Toast à l'avocat et aux œufs

Temps de préparation : 5 min

Durée totale : 5 min

Ingrédients :

- ¼ avocat
- ¼ cuillère à café de poivre moulu
- 1/8 cuillère à café d'ail en poudre
- 1 tranche de pain complet grillée
- 1 gros œuf au plat
- 1 cuillerée de sauce piquante comme la sauce sriracha
- 1 cuillère à soupe de ciboulette

Préparation :

1. Placez l'avocat, le poivre et la poudre d'ail dans un bol et écraser le tout.
2. Tartinez le toast avec l'avocat écrasé et l'œuf.
3. Décorez avec la sauce sriracha et la ciboulette.

27. Smoothie au chou frisé et aux épinards

Temps de préparation : 10 min

Durée totale : 15 min

Ingrédients :

- 1 tasse de chou frisé
- 1 tasse d'épinards tendres
- 5 dattes dénoyautées et coupées en morceaux
- 2 cuillères à soupe de beurre d'amande
- 1 tasse de lait d'amande
- 1 kiwi pelé et coupé en tranches

Préparation :

1. Placez le chou frisé, les dattes, le kiwi, le beurre d'amande et le lait d'amande dans un mixeur.
2. Mélangez jusqu'à obtenir un mélange homogène.
3. Servez dans des verres et consommez frais.

28. Œufs brouillés au saumon fumé

Temps de préparation : 10 min

Durée totale : 10 min

Ingrédients :

- 2 œufs
- 1 once de saumon
- 2 cuillères à café de fromage à la crème allégé (*cream cheese*)
- 1 ciboulette émincée
- 1 cuillère à café de câpres

Préparation :

1. Battez les œufs.
2. Ajoutez-y le saumon, le fromage à la crème, la ciboulette et les câpres.
3. Versez le mélange dans une poêle et faites cuire en remuant pendant environ 3 minutes.

29. Toast à l'avocat et à la burrata

Temps de préparation : 5 min

Durée totale : 5 min

Ingrédients :

- 1 tranche de pain complet grillée
- ½ avocat mûr coupé en tranches
- 1 cuillère à soupe de jus de citron
- 1 pincée de sel
- 1 pincée de poivre
- 1 ½ once de fromage burrata
- 1 cuillère à café de basilic frais haché
- 1 cuillère à café de ciboulette fraîche
- 1 pincée de piment d'Alep

Préparation :

1. Mélangez l'avocat, le jus de citron, le basilic, la ciboulette et le piment d'Alep. Saupoudrez de sel et de poivre.
2. Étalez le mélange obtenu sur la tranche de pain grillée et recouvrez de fromage burrata.

30.Muffin au beurre de cacahuète et à la banane

Temps de préparation : 5 min

Durée totale : 5 min

Ingrédients :

- 1 muffin coupé en deux
- 1 cuillère à soupe de beurre de cacahuète
- ½ banane
- 1 pincée de cannelle moulue

Préparation :

1. Passez le muffin au grille-pain.
2. Tartinez le muffin de beurre de cacahuète, de banane et de cannelle.

31.Porridge anti-inflammatoire aux noix et baies

Temps de préparation : 10 min

Durée totale : 15 min

Ingrédients :

- 1/2 tasse de flocons d'avoine
- 1 tasse de lait d'amande ou de lait de coco
- 1 cuillère à café de miel brut
- 1/2 cuillère à café de cannelle moulue
- 1/4 tasse de noix hachées (noix de pécan, noix de cajou, amandes)
- 1/2 tasse de baies de votre choix (myrtilles, fraises, framboises)
- 1 cuillère à soupe de graines de chia
- 1 cuillère à soupe de graines de lin moulues

Préparation :

1. Dans une casserole, mélangez les flocons d'avoine, le lait d'amande ou de lait de coco, le miel brut, la cannelle et les noix hachées. Portez à ébullition, puis baissez le feu et laissez mijoter pendant 5 minutes, en remuant de temps en temps.
2. Ajoutez les baies et les graines de chia dans la casserole et continuez de cuire pendant 2 à 3 minutes supplémentaires, jusqu'à ce que les baies soient ramollies et le mélange épaissi.
3. Retirez du feu et saupoudrez de graines de lin moulues.
4. Servez chaud et dégustez votre petit déjeuner anti-inflammatoire et sain.

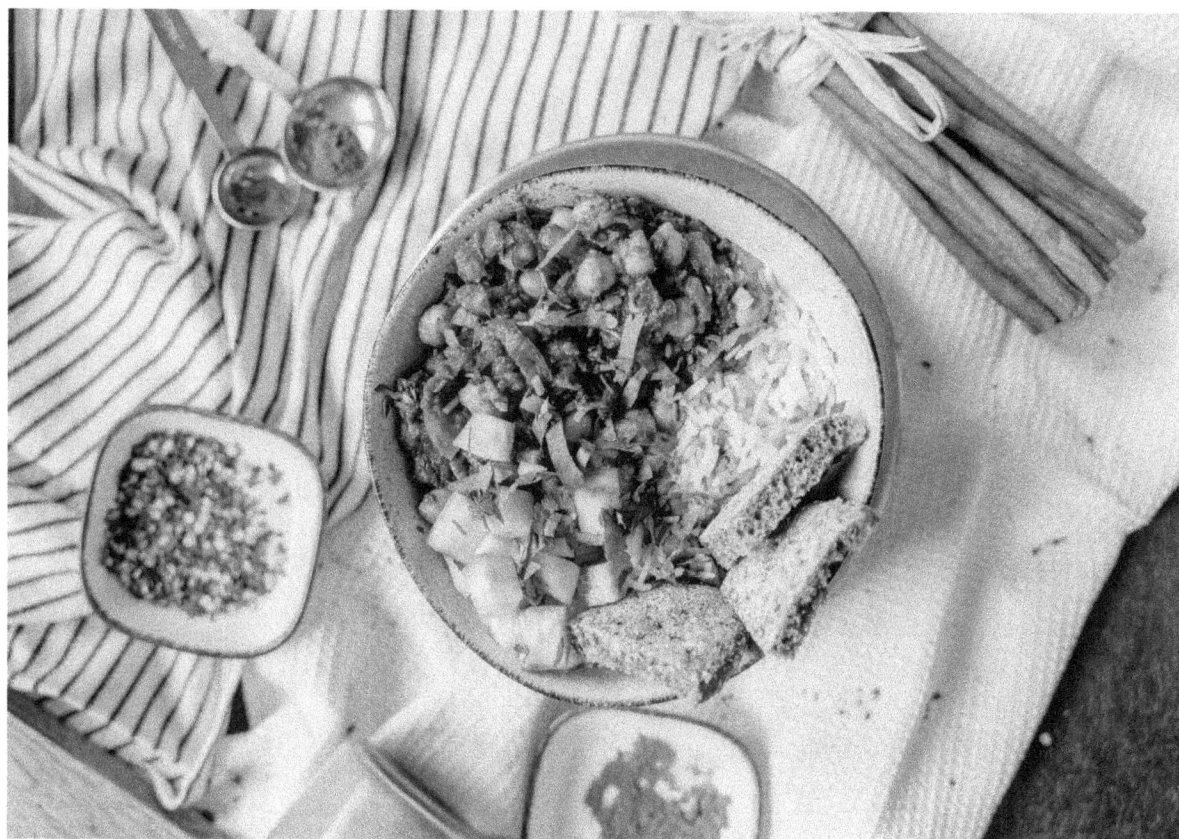

VEGAN
VÉGÉTARIEN

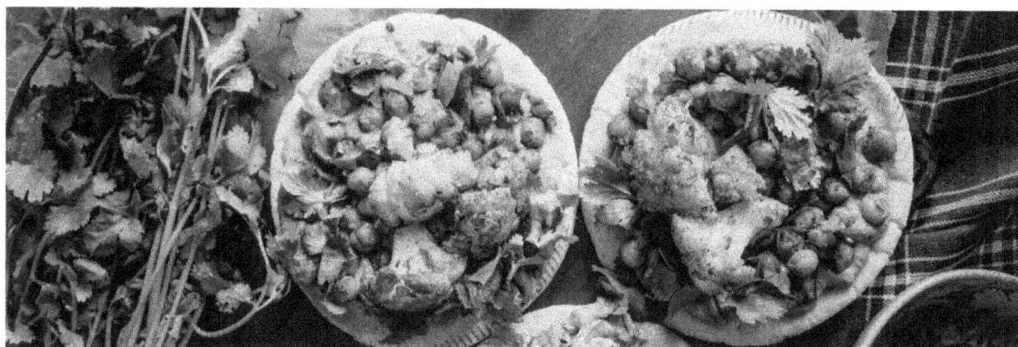

made
with
love

32. Crème d'avoine au potiron et au thym

Temps de préparation : 15 min

Durée totale : 20 min

Ingrédients :

- 1 oignon blanc
- 1 cuillère à café rase de curcuma
- 1 cuillère à café rase de poivre
- 1 brin de thym
- 1 carotte
- 100 g de flocons d'avoine
- 2 cuillères à soupe d'huile de lin
- 400 g de potiron

Préparation :

1. Épluchez la carotte, le potiron et l'oignon. Coupez tous les légumes en cubes de taille moyenne.
2. Faites-les cuire avec du thym, du curcuma et du poivre. Quand ils sont tendres, retirez-les du feu.
3. Égouttez, en conservant l'eau de cuisson pour d'autres préparations. Ajoutez les légumes aux flocons d'avoine. Mélangez bien et laissez reposer pendant 3 minutes.
4. Mixez le tout, ajoutez de l'huile de lin et servez.

33. Gnocchis de chou-fleur aux haricots blancs et à la sauge

Temps de préparation : 15 min

Durée totale : 15 min

Ingrédients :

- ¼ cuillère à café de poivre moulu
- ½ cuillère à café de sel
- 1 sachet (12 oz) de gnocchi de chou-fleur surgelés
- 1 boîte (15 onces) de haricots blancs à faible teneur en sodium, rincés
- 2 cuillères à soupe d'huile d'olive
- 1 cuillère à soupe d'eau
- 1 cuillère à soupe de sauge séchée
- 2 cuillères à soupe de beurre
- 4 tasses de roquette tendre

Préparation :

1. Faites chauffer le beurre et l'huile dans une poêle. Ajoutez les gnocchis et faites-les cuire jusqu'à ce qu'ils soient dorés.
2. Ajoutez les haricots, la sauge et l'eau. Couvrez et laissez cuire pendant 5 minutes.
3. Servez avec de la roquette.

34. Salade rouge à l'huile de lin

Temps de préparation : 25 min

Durée totale : 25 min

Ingrédients :

- 1 cuillère à soupe de jus de citron
- 1 poivron jaune
- 1 poivron rouge
- 1 betterave cuite
- 2 cuillères à soupe d'huile de lin
- 2 tomates
- 1 poignée de cresson (facultatif)
- 1 poignée de framboises

Préparation :

1. Lavez les tomates et les poivrons.
2. Coupez les tomates et la betterave en cubes et placez-les dans un saladier. Coupez les poivrons en lamelles et ajoutez-les au saladier.
3. Coupez les framboises en morceaux.
4. Dans un verre, mélangez l'huile avec le jus de citron. Ajoutez les framboises et remuez.
5. Mettez la vinaigrette (vous pouvez la diluer avec de l'eau si nécessaire) dans le saladier et mélangez bien.
6. Servez à température ambiante avec des légumes à feuilles tels que le cresson, la roquette ou la mâche.

35. Frittata aux asperges, aux poireaux et à la ricotta

Temps de préparation : 20 min

Durée totale : 30 min

Ingrédients :

- 8 œufs
- ¼ tasse de crème fraiche
- ½ cuillère à café de sel
- ¼ cuillère à café de poivre moulu
- 2 cuillères à soupe d'huile d'olive
- 3 tasses de poireaux en fines rondelles
- 1 livre d'asperges coupées en morceaux
- ¼ tasse de ricotta écrémée
- 2 cuillères à soupe de pesto
- ¼ tasse de basilic frais

Préparation :

1. Placez la grille dans la partie supérieure du four.
2. Battez les œufs, le sel et le poivre dans un bol.
3. Faites chauffer l'huile dans une poêle à frire. Ajoutez-y les poireaux et les asperges et faites-les cuire en les remuant pendant 6 minutes.
4. Incorporez les œufs, soulever les bords et recouvrez de ricotta et de pesto. Laissez reposer pendant 3 minutes.
5. Retirez du feu et recouvrez de basilic.

36. Salade de chou frisé et de quinoa avec vinaigrette au citron

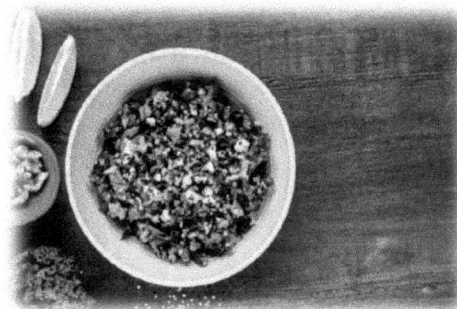

Temps de préparation : 25 min

Durée totale : 30 min

Ingrédients :

- 1 botte de chou frisé
- 6 cuillères à soupe d'huile d'olive
- 3 cuillères à soupe de jus de citron
- 2 cuillères à soupe d'échalote hachée
- 1 cuillère à café de miel
- ½ cuillère à café de sel
- ¼ cuillère à café de poivre moulu
- 2 tasses de tomates
- 1 concombre finement tranché
- 1 poivron rouge coupé en tranches
- 1 poivron jaune coupé en tranches
- 1 boîte de pois chiches
- ¾ tasse de fromage feta coupé en morceaux
- ½ tasse d'amandes grillées hachées
- 2 tasses de quinoa cuit

Préparation :

1. Placez le chou frisé dans un saladier.
2. Préparez la vinaigrette en mélangeant l'huile, le jus de citron, l'échalote, le miel, le sel et le poivre.
3. Versez 3 cuillères à soupe de vinaigrette sur le chou et mélangez jusqu'à ce qu'il soit légèrement ramolli.

4. Ajoutez au chou frisé les tomates, le quinoa, les poivrons, le concombre, les pois chiches, la feta et les amandes.

5. Arrosez avec le reste de la vinaigrette et mélangez avant de servir.

37. Galettes de millet à la carotte et au curcuma

Temps de préparation : 15 min

Durée totale : 15 min

Ingrédients :

- 1 petit oignon
- 1 cuillère à soupe de lin moulu
- 1 cuillère à soupe de sauce soja tamari
- 1 cuillère à café d'ail en poudre
- 1 cuillère à café de curry en poudre
- ½ cuillère à café de poudre de curcuma
- ½ cuillère à café de poivre noir moulu
- 100 g de millet sec
- 300 ml d'eau
- Huile d'olive extra vierge
- 1 carotte

Préparation :

1. Faites bouillir l'eau avec la sauce soja, le curcuma et le poivre. Quand elle arrive à ébullition, ajoutez le millet.

2. Laissez mijoter, en remuant, pendant 15 à 20 minutes. Le millet doit absorber toute l'eau de cuisson. Retirez du feu et mettre de côté, sous couvert.

3. Pelez et coupez l'oignon et la carotte en petits morceaux. Faites-les frire avec une cuillère à soupe d'huile d'olive.

4. Mettez les légumes dans un récipient et ajoutez le millet, le lin moulu, le curry et l'ail. Mélangez bien jusqu'à obtenir une pâte souple, puis laissez la pâte reposer au réfrigérateur pendant 2 heures.

5. Préchauffez le four à 180ºC pendant que vous donnez forme aux galettes.

6. Placez-les sur une plaque de cuisson, sur du silicone réutilisable, et arrosez-les avec un filet d'huile d'olive.

7. Faites cuire les galettes au four pendant environ 20 minutes, en les retournant après 10 minutes pour faire cuire les deux côtés.

38. Pâtes aux champignons et au chou frisé

Temps de préparation : 30 min

Durée totale : 30 min

Ingrédients :

- 250 g de pâtes
- ¼ tasse d'huile d'olive
- 2 gousses d'ail en morceaux
- 1 pincée de piment rouge
- 8 tasses de chou frisé
- 250 g de champignons en morceaux
- ½ cuillère à café de thym séché
- ½ cuillère à café de sel
- Fromage parmesan râpé

Préparation :

1. Faites cuire les pâtes. Réservez une tasse d'eau de cuisson et égouttez.

2. Faites chauffer l'huile dans une poêle, ajoutez l'ail et le piment rouge. Ajoutez le chou frisé, les champignons et le thym.

3. Faites cuire pendant 5 minutes en remuant jusqu'à ce que les légumes soient tendres.

4. Ajoutez les pâtes et l'eau de cuisson à la poêle. Faites cuire jusqu'à ce que le tout soit bien mélangé.

5. Servez avec du parmesan.

39.Frittata de mozzarella, basilic et courgette

Temps de préparation : 20 min

Durée totale : 20 min

Ingrédients :

- 8 œufs
- ½ cuillère à café de sel
- ¼ cuillère à café de poivre moulu
- 2 cuillères à soupe d'huile d'olive extra vierge
- ½ oignon coupé en morceaux
- 1 livre de courgette coupée en morceaux
- ¼ tasse de mozzarella coupée en morceaux
- 4 cuillères à soupe de tomates séchées au soleil
- ¼ tasse de basilic

Préparation :

1. Préchauffez le four.
2. Placez l'oignon et la courgette dans une poêle avec de l'huile d'olive et faites-les cuire pendant 5 minutes.
3. Battez les œufs, salez, poivrez, et versez les œufs dans les légumes.
4. Faites cuire pendant 2 minutes.
5. Ajoutez la mozzarella et les tomates séchées au soleil et passez au gril jusqu'à ce que les œufs soient dorés.
6. Garnissez de basilic.
7. Coupez la frittata en 4 tranches et servez.

40.Soupe de lentilles végane

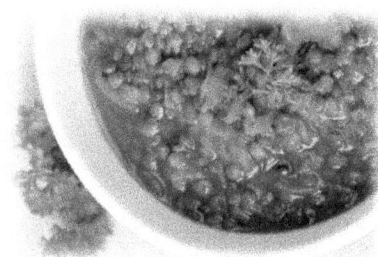

Temps de préparation : 20 min

Durée totale : 60 min

Ingrédients :

- 2 cuillères à soupe d'huile d'olive
- 1 ½ tasse d'oignons jaunes hachés
- 1 tasse de carottes hachées
- 3 gousses d'ail
- 2 cuillères à soupe de concentré de tomates
- 4 tasses de bouillon de légumes
- 1 tasse d'eau
- 1 boîte de haricots blancs non salés
- 1 tasse de lentilles sèches mélangées
- ½ tasse de tomates séchées hachées
- ¾ cuillère à café de sel
- ½ cuillère à café de poivre moulu
- 1 cuillère à soupe d'aneth fraiche hachée
- 1 ½ cuillère à soupe de vinaigre de vin rouge

Préparation :

1. Faites chauffer l'huile dans une poêle. Ajoutez-y les oignons et les carottes. Remuez de temps en temps jusqu'à ce que les légumes soient tendres. Ajoutez l'ail et faites cuire jusqu'à ce qu'il soit odorant.
2. Additionnez le concentré de tomates et faites cuire en remuant jusqu'à ce que le mélange soit homogène.
3. Ajoutez le bouillon de légumes, l'eau, les haricots, les lentilles, les tomates, le sel et le

poivre. Portez à ébullition, réduisez le feu et laissez mijoter jusqu'à ce que les lentilles soient tendres.

4. Retirez du feu. Ajoutez l'aneth et le vinaigre. Servez.

41. Salade de guacamole

Temps de préparation : 20 min

Durée totale : 20 min

Ingrédients :

- 2 cuillères à soupe d'huile de maïs ou d'huile d'avocat
- 2 cuillères à soupe de jus de citron vert
- 1 gousse d'ail râpée
- ¼ cuillère à café de sel et de poivre moulu
- 4 tasses de laitue romaine hachée
- 2 avocats bien mûrs coupés en petits cubes
- 1 tasse de tomates raisins coupées en quartiers
- ¼ tasse d'oignon rouge haché
- 1 cuillère à soupe de piment jalapeño mariné, haché

Préparation :

1. Mélangez l'huile, le jus de citron, l'ail, le sel et le poivre dans un bol.
2. Déposez la laitue romaine, les avocats, les tomates, l'oignon et le piment jalapeño dans un saladier.
3. Ajoutez-y la vinaigrette et mélangez délicatement.

42. Salade de haricots blancs et de légumes

Temps de préparation : 10 min

Durée totale : 10 min

Ingrédients :

- ¼ cuillère à café de sel
- ⅓ tasse de haricots blancs en conserve, rincés et égouttés
- ½ avocat coupé en dés
- ¾ tasse de légumes de votre choix, comme des concombres en rondelles et des tomates cerises
- 1 cuillère à café de vinaigre de vin rouge
- 2 cuillères à café d'huile d'olive extra vierge
- 2 tasses de salade de légumes mélangés
- Poivre fraîchement moulu selon vos goûts

Préparation :

1. Déposez les légumes, les haricots et l'avocat dans un saladier.
2. Arrosez de vinaigre et d'huile d'olive et assaisonnez avec du sel et du poivre.
3. Mélangez le tout délicatement et transférez dans une grande assiette.

43. Curry de pois chiches

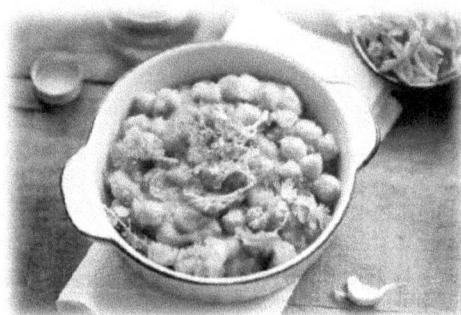

Temps de préparation : 15 min

Durée totale : 15 min

Ingrédients :

- 1 piment serrano coupé en trois
- 4 gousses d'ail
- 1 morceau de 5 cm de gingembre frais
- ½ cuillère à café de curcuma moulu
- 2 ¼ tasses de dés de tomates en conserve

- 1 oignon jaune moyen coupé en morceaux
- 6 cuillères à soupe d'huile de colza
- 2 cuillères à café de coriandre moulue
- 2 cuillères à café de cumin
- ¾ cuillère à café de sel
- 2 boîtes de pois chiches
- 2 cuillères à café de garam masala (mélange d'épices indiennes)
- Coriandre fraiche

Préparation :

1. Passez le piment serrano, l'ail et le gingembre au hachoir électrique.
2. Raclez les côtés, ajoutez l'oignon, et mixer jusqu'à ce qu'il soit bien haché.
3. Chauffez la poêle à feu moyen avec de l'huile de colza. Ajoutez-y le contenu du hachoir et faites cuire pendant 5 minutes.
4. Ajoutez la coriandre, le cumin, le curcuma et faites cuire pendant 2 minutes.
5. Passez les dés de tomates au hachoir électrique. Mettez-les dans la poêle avec le sel, baissez le feu et laissez cuire pendant 4 minutes.
6. Ajoutez les pois chiches, le garam masala et réduisez le feu au minimum. Couvrez et laissez cuire pendant 5 minutes.
7. Servez avec de la coriandre fraiche.

44.Pâtes au potiron, aux tomates cerises et à l'ail

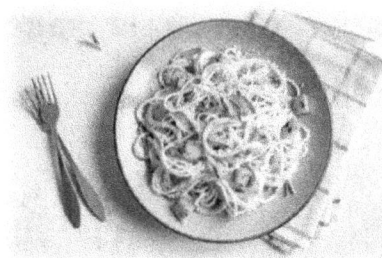

Temps de préparation : 20 min

Durée totale : 20 min

Ingrédients :

- ¼ tasse de parmesan finement râpé
- ¾ cuillère à café de sel
- 1 potiron jaune moyen, coupé en 2 et en tranches de 0,5cm d'épaisseur
- 1 tasse de basilic frais haché
- 1 tasse de boules de mozzarella miniatures (environ 120 g)
- 2 cuillères à soupe d'huile d'olive extra vierge
- 2 tasses de tomates cerises
- 6 gousses d'ail pelées
- 250 g de penne intégral
- 1 tasse de basilic frais haché

Préparation :

1. Portez une casserole d'eau à ébullition. Mettez les pâtes et faites-les cuire. Conservez un quart de tasse d'eau de cuisson.
2. Faites chauffer l'huile dans une poêle, à feu moyen. Ajoutez l'ail, réduisez le feu et faites cuire en remuant jusqu'à ce qu'il soit tendre et doré.
3. Ajoutez les tomates, le potiron et le sel. Faites cuire en écrasant un peu avec une cuillère et retirez du feu.

4. Mettez les pâtes et l'eau de cuisson dans la poêle avec le basilic et la mozzarella. Mélangez et servez avec du parmesan.

45. Œufs au four à la sauce tomate et chou frisé

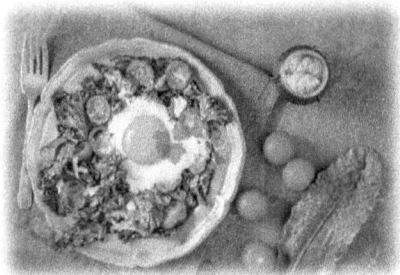

Temps de préparation : 10 min

Durée totale : 30 min

Ingrédients :

- ¼ cuillère à café de poivre moulu divisée en 2 portions
- ½ cuillère à café de sel divisée en 2 portions
- 1 cuillère à soupe d'huile d'olive extra vierge
- 8 gros œufs
- 1 pot de 75 cl de sauce marinara à faible teneur en sodium ou 3 tasses de sauce tomate en conserve à faible teneur en sodium
- 3 paquets de 300 g de chou frisé haché surgelé, décongelé, égoutté et pressé (9 tasses)

Préparation :

1. Préchauffez le four à 120°C.
2. Dans une poêle en fonte, placez le chou frisé et assaisonnez-le avec une portion de sel et une portion de poivre. Faites sauter pendant 2 minutes.
3. Ajoutez la sauce tomate et mélangez doucement.
4. Creusez 8 puits dans la sauce avec le dos d'une cuillère et placez un œuf dans chaque puits. Assaisonnez avec les portions de sel et de poivre restantes.
5. Faites cuire au four pendant 20 minutes.

46. Sandwich Reuben à la betterave

Temps de préparation : 20 min

Durée totale : 30 min

Ingrédients :

- ¼ cuillère à café de piment de la Jamaïque moulu
- ½ cuillère à café de cannelle moulue
- ¾ tasse de chou à choucroute rincé et pressé
- 450 g de betteraves pelées cuites (voir la rubrique « Conseils »), tranchées très finement
- 1 cuillère à soupe d'huile d'olive extra vierge
- 1 cuillère à soupe d'aneth
- 2 cuillères à café de coriandre moulue
- 2 cuillères à café de graines de moutarde
- 3 cuillères à soupe de mayonnaise
- 120 g de fromage suisse en tranches
- 4 tranches de pain de seigle grillées
- 1 cuillère à café de persil
- 2 cuillères à soupe de sauce tomate

Préparation :

1. Préchauffez la machine à panini.
2. Mélangez les betteraves avec l'huile, la coriandre, les graines de moutarde, le piment de la Jamaïque et la cannelle.
3. Dans un bol, mélangez la mayonnaise, le persil, l'aneth et la sauce tomate.
4. Étalez la sauce sur un côté de chaque tranche de pain et recouvrez avec de la betterave, du

chou à choucroute, des tranches de fromage suisse et une tranche de pain.

5. Placez les sandwichs sur une plaque de cuisson.
6. Faites griller les sandwichs jusqu'à ce que le fromage fonde et que le pain brunisse.
7. Servez immédiatement.

47. Salade de quinoa au maïs, à la courgette et aux haricots noirs

Temps de préparation : 20 min

Durée totale : 20 min

Ingrédients :

- 2 épis de maïs
- 6 cuillères à soupe d'huile d'olive extra vierge
- ¼ tasse de jus de citron vert
- 1 ½ cuillère à café de cumin moulu
- 3 tasses de quinoa cuit
- 3 tasses de roquette tendre
- 1 courgette moyenne coupée sur la longueur en morceaux de 0,5 cm
- 1 boîte (15 onces) de haricots noirs, sans sel ajouté, rincés
- 1 tasse de *pico de gallo,* divisée en 2 portions
- ½ tasse de coriandre frais coupé en morceaux, divisée en 2 portions
- ¾ tasse de fromage Cotija émietté, divisée en 2 portions
- 1 avocat coupé en dés et divisé en 2 portions

Préparation :

1. Préchauffez le four à 200°C.
2. Grillez le maïs jusqu'à ce qu'il soit tendre, environ 10 minutes. Séparez les grains de maïs.
3. Faites rôtir les courgettes à découvert en les retournant de temps en temps.

4. Dans un saladier, mélangez l'huile d'olive, le jus de citron vert et le cumin.
5. Ajoutez la courgette, le maïs, le quinoa, la roquette, les haricots noirs et la moitié du *pico de gallo*, de la coriandre, du fromage et de l'avocat.
6. Mélangez délicatement.
7. Garnissez avec le restant de *pico de gallo*, de coriandre, de fromage et d'avocat.

48. Ragoût méditerranéen

Temps de préparation : 15 min

Durée totale : 6 h 45 min

Ingrédients :

- ¼ cuillère à café de poivre moulu
- ½ cuillère à café de poivre rouge écrasé
- ¾ cuillère à café de sel
- ¾ tasse de carottes en morceaux
- 1 cuillère à soupe de jus de citron
- 1 cuillère à café d'origan
- 1 boîte (15 onces) de pois chiches, sans sel ajouté, rincés, divisés en 2 portions
- 6 feuilles de basilic frais
- 1 botte de chou frisé, équeuté et haché (environ 8 tasses)
- 1 tasse d'oignon grossièrement haché
- 2 boîtes de conserve (14 onces) de tomates en dés sans sel ajouté
- 3 cuillères à soupe d'huile d'olive extra vierge
- 3 tasses de bouillon de légumes à faible teneur en sodium
- 4 gousses d'ail coupées en morceaux
- 6 quartiers de citron (facultatif)

Préparation :

1. Placez les tomates, le bouillon de légumes, l'oignon, les carottes, l'ail, l'origan, le sel, le poivre rouge moulu et le poivre dans une mijoteuse. Faites cuire pendant 6 heures.

2. Récupérez un quart de tasse de liquide de cuisson de la marmite et placez-le dans un petit bol.

3. Ajoutez-y deux cuillères à soupe de pois chiches que vous écraserez à la fourchette.

4. Mettez la purée de pois chiches, le chou frisé et le jus de citron dans la mijoteuse.

5. Mélangez délicatement, couvrez et laissez mijoter pendant 30 minutes.

6. Servez le ragoût dans 6 bols. Arrosez d'huile d'olive et décorez avec du basilic.

49. Soupe de haricots blancs avec des pâtes

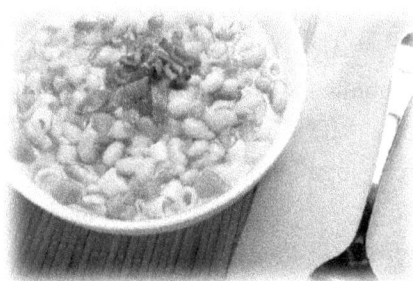

Temps de préparation : 15 min

Durée totale : 25 min

Ingrédients :

- ¼ cuillère à café de poivre moulu
- ¼ cuillère à café de poivre rouge moulu
- 1 ½ tasse d'épinards hachés surgelés
- 1 ½ tasse de mirepoix congelé (oignon, céleri et carotte hachés)
- 1 cuillère à soupe d'huile d'olive extra vierge
- 1 cuillère à café de vinaigrette italienne
- 1 boîte (15 onces) de haricots blancs à faible teneur en sodium, rincés
- 1 boîte (28 oz) de tomates en dés, sans sel ajouté
- 2 gousses d'ail hachées
- 2 tasses de bouillon de poule ou de bouillon de légumes, à faible teneur en sel
- 4 cuillères à soupe de parmesan râpé

- 1 cuillère à café de sel
- 250 g de pâtes au blé complet (petites

Préparation :

1. Portez une casserole d'eau à ébullition. Faites-y cuire les pâtes.

2. Faites chauffer l'huile dans une casserole à feu moyen. Placez-y le mirepoix et faites cuire en remuant jusqu'à ce que les légumes soient tendres.

3. Ajoutez l'ail, la vinaigrette italienne, le sel, le poivre rouge et le poivre moulu. Faites cuire en remuant de temps en temps.

4. Ajoutez les tomates, le bouillon et les haricots blancs. Portez à ébullition, couvrez et laissez mijoter.

5. Placez les épinards dans la soupe.

6. Ajoutez les pâtes et soupoudrez de parmesan au moment de servir.

50. Salade de pois chiches à la vinaigrette « déesse verte »

Temps de préparation : 15 min

Durée totale : 25 min

Ingrédients :

- ¼ tasse d'herbes fraîches hachées telles que l'estragon, l'oseille, la menthe, le persil et/ou la coriandre.
- ½ cuillère à café de sel
- 1 ½ tasse de babeurre
- 1 avocat pelé et sans noyau
- 2 cuillères à soupe de vinaigre de riz
- ¼ tasse de fromage suisse faible en gras coupé en dés
- 1 boîte (15 onces) de pois chiches rincés
- 1 tasse de concombre coupé en rondelles
- 3 tasses de laitue romaine hachée
- 6 tomates cerises coupées en 2

Préparation :

1. Pour la vinaigrette, mélangez l'avocat, le babeurre, les herbes, le vinaigre de riz et le sel. Faites-en de la purée.
2. Pour la salade, mélangez la laitue et le concombre avec un quart de tasse de vinaigrette.
3. Ajoutez-y les pois chiches, le fromage et les tomates cerises.

51. Salade de farro, d'artichauts et de pistaches

Temps de préparation : 20 min

Durée totale : 20 min

Ingrédients :

- ⅛ cuillère à café de sel
- ¼ tasse de feuilles de menthe fraiche
- 20 g de fromage de chèvre à pâte molle, émietté (2 cuillères à soupe)
- ¾ tasse de farro cuit
- 1 ½ cuillère à soupe de graines de grenade ou d'airelles séchées
- 1 ½ tasse de roquette
- 1 cœur d'artichaut entier en conserve (ou 4 quartiers), rincé et haché
- 1 cuillère à soupe d'huile d'olive extra vierge
- 1 cuillère à soupe de jus de citron
- 2 cuillères à soupe de basilic frais
- 2 cuillères à soupe de pistaches grillées concassées

Préparation :

1. Mélangez le jus de citron et l'huile dans un saladier.
2. Ajoutez le farro, la roquette, la menthe, le basilic, l'artichaut et le sel.
3. Parsemez de pistaches, de graines de grenade et de fromage de chèvre.

52. Œufs à la sauce tomate avec pois chiches et épinards

Temps de préparation : 20 min / Durée totale : 25 min

Ingrédients :

- ¼ tasse de crème fraiche épaisse
- ½ cuillère à café de poivre moulu
- ½ cuillère à café de sel
- 1 cuillère à soupe de thym frais haché
- 1 boîte (15 onces) de pois chiches sans sel ajouté, rincés
- 2 tasses de tomates concassées en conserve
- 4 gousses d'ail coupées en rondelles
- 4 gros œufs
- 4 tasses d'épinards hachés (environ 5 onces)
- 2 cuillères à soupe d'huile d'olive extra vierge

Préparation :

1. Faites chauffer l'huile, ajoutez les épinards et l'ail, remuez jusqu'à ce que les épinards soient flétris.
2. Réduisez le feu à moyen, ajoutez les tomates, les pois chiches, la crème et le sel. Baissez le feu au minimum.
3. Faites un puits dans la sauce, glissez-y un oeuf, puis répétez l'opération avec les œufs restants.
4. Répartissez-les dans la poêle, saupoudrez-les de thym, couvrez et faites cuire jusqu'à ce que les œufs soient bien cuits, pendant environ 8 minutes.
5. Retirez du feu et saupoudrez de poivre.

53. Pommes de terre farcies au persil et aux haricots noirs

Temps de préparation : 10 min

Durée totale : 25 min

Ingrédients :

- ½ tasse de persil frais
- 1 avocat mûr, coupé en tranches
- 1 boîte (15 onces) de haricots noirs rincés, chauds et légèrement écrasés
- 4 cuillères à café de piments jalapeños marinés coupés en morceaux
- 4 pommes de terre moyennes

Préparation :

1. Piquez les pommes de terre avec une fourchette et cuisez-les au micro-ondes. Retournez-les deux fois jusqu'à ce qu'elles soient tendres.
2. Déposez-les sur une planche pour les couper.
3. En tenant un torchon pour protéger vos mains, coupez-les dans le sens de la longueur mais pas jusqu'au bout. Pincez les extrémités pour exposer la chair.
4. Garnissez chaque pomme de terre de persil, d'avocat, de haricots et de jalapeños.

54. Spaghettis aux cacahuètes

Temps de préparation : 20 min

Durée totale : 20 min

Ingrédients :

- ¼ tasse de sauce soja à teneur réduite en sodium
- ½ cuillère à café de poivre rouge écrasé
- ½ tasse de beurre de cacahuètes crémeux
- 1 cuillère à café de miel
- 1 gousse d'ail râpée
- 2 cuillères à soupe d'oignons coupés et/ou de coriandre
- 2 cuillères à soupe de jus de citron
- 2 cuillères à soupe de cacahuètes non salées concassées ou de graines de sésame
- 2 cuillères à café d'huile de sésame
- 4 tasses de légumes surgelés, comme des brocolis et/ou des

poivrons et des oignons
- 250 g de spaghettis au blé complet

Préparation :

1. Portez une casserole d'eau à ébullition. Ajoutez les pâtes et faites-les cuire.
2. Mettez les légumes dans une passoire et lavez-les. Mettez-les de côté.
3. Versez les pâtes dans la passoire, au-dessus des légumes, pour les égoutter.
4. Mélangez le beurre de cacahuètes, la sauce soja, le jus de citron, l'ail, le miel et le poivre rouge écrasé.
5. Incorporez 1/2 tasse d'eau à la sauce en fouettant jusqu'à ce qu'elle soit lisse.
6. Ajoutez-y les pâtes et les légumes et remuez délicatement.
7. Garnissez de cacahuètes et d'oignons.
8. Arrosez d'huile de sésame.

55. Gombo végétarien

Temps de préparation : 30 min

Durée totale : 30 min

Ingrédients :

- ⅓ tasse d'huile d'olive extra vierge
- ½ cuillère à café de poivre moulu
- ½ tasse de farine tout-usage
- 1 ¾ cuillère à café de sel
- 1 petite courge pelée, épépinée et coupée en dés (de 2 à 2,5 cm)
- 2 boîtes de conserve (15 onces) de haricots noirs sans sel ajouté, rincés
- 2 tasses d'oignons jaunes hachés
- 2 tasses de piments poblano hachés
- 3 tasses de courgette hachée
- 3 tasses de gombos frais, coupés et tranchés (2cm)

- 1 cuillère à café de vinaigre de vin coloré
- 1 boîte (28 onces) de tomates entières, égouttées et écrasées
- 1 tasse de céleri haché
- 2 cuillères à soupe de persil

- 4 tasses de riz brun cuit et chauffé
- 8 tasses de bouillon de légumes à faible teneur en sodium

Préparation :

1. Mélangez la farine et l'huile dans une casserole et faites cuire à feu moyen pendant 12 minutes.
2. Ajoutez l'oignon, la courge, les piments, les gombos et le céleri.
3. Cuisez 5 minutes et ajoutez les tomates, le bouillon et le sel. Portez à ébullition. Réduisez le feu et laissez cuire 5 minutes.
4. Ajoutez la courgette et les haricots noirs. Laissez mijoter 5 minutes.
5. Ajoutez le persil, le vinaigre et le poivre.
6. Servez avec du riz.

56. Pâtes aux tomates cerises et à l'ail

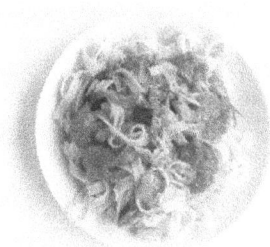

Temps de préparation : 20 min

Durée totale : 20 min

Ingrédients :

- ¼ tasse de parmesan finement râpé
- ¾ cuillère à café de sel
- 1 potiron jaune de taille moyenne coupé en 2 et en rondelles de 0,5 cm d'épaisseur
- 1 tasse de boules de mozzarella miniatures

- 2 cuillères à soupe d'huile d'olive extra vierge
- 2 tasses de tomates cerises
- 6 gousses d'ail épluchées
- 250 g de penne au blé complet
- 1 tasse de basilic frais haché

Préparation :

1. Portez une grande casserole d'eau à ébullition. Ajoutez-y les pâtes et faites-les cuire. Réservez un quart de l'eau de cuisson.
2. Faites chauffer l'huile dans une poêle. Ajoutez-y l'ail, réduisez le feu à moyen et faites cuire en remuant jusqu'à ce qu'il soit tendre et doré.
3. Ajoutez les tomates, le potiron et le sel. Faites cuire jusqu'à ce que les tomates soient ramollies et commencent à éclater. Écrasez l'ail. Retirez du feu.
4. Additionnez les pâtes et l'eau de cuisson ainsi que le basilic et la mozzarella. Mélangez délicatement.
5. Servez avec du parmesan.

57. Curry de pois chiches

Temps de préparation : 15 min

Durée totale : 15 min

Ingrédients :

- ½ cuillère à café de curcuma moulu
- ¾ cuillère à café de sel

- 2 cuillères à café de coriandre moulue
- 2 cuillères à café de cumin moulu

- 1 oignon jaune moyen coupé en morceaux de 2,5 cm
- 1 piment serrano moyen coupé en 3
- 1 morceau de gingembre frais de 5 cm épluché et coupé en gros morceaux
- 2 ¼ tasses de tomates en dés en conserve, sans sel ajouté, avec le jus
- 2 cuillères à café de garam masala
- 2 boîtes de 425 g de pois chiches
- 4 grosses gousses d'ail
- 6 cuillères à soupe d'huile de colza ou d'huile de pépins de raisin
- Coriandre fraîche pour la garniture

Préparation :

1. Mixer le piment serrano, le gingembre et l'ail jusqu'à ce qu'ils soient émincés. Raclez les côtés du mixeur, ajoutez l'oignon, et mixez à nouveau.
2. Faites chauffer l'huile dans une grande casserole. Ajoutez les oignons et laissez cuire pendant 5 minutes.
3. Additionnez la coriandre, le cumin, le curcuma et laissez cuire pendant 2 minutes.
4. Mixez les tomates jusqu'à ce qu'elles soient hachées. Mettez-les dans la casserole avec du sel. Réduisez le feu et laissez mijoter pendant 4 minutes.
5. Ajoutez les pois chiches et le garam masala. Réduisez le feu, couvrez et faites cuire en remuant pendant 5 minutes.
6. Servez avec de la coriandre.

58. Sauté de champignons et de tofu

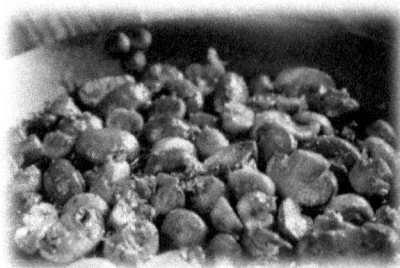

Temps de préparation : 15 min

Durée totale : 15 min

Ingrédients :

- 1 cuillère à soupe de gingembre frais râpé
- 1 grosse gousse d'ail râpée
- 450 g de mélange de champignons coupés en tranches
- 1 botte d'oignons de printemps coupés en morceaux de 5 cm
- 4 cuillères à soupe d'huile d'arachide ou d'huile de colza, divisées en 2 portions
- 1 poivron rouge de taille moyenne coupé en dés
- 225 g de tofu cuit ou de tofu fumé, coupé en petits cubes
- 3 cuillères à soupe de sauce d'huîtres ou de sauce d'huîtres végétariene

Préparation :

1. Faites chauffer deux cuillères à soupe d'huile. Ajoutez-y les champignons et le poivron, faites cuire pendant 4 minutes.
2. Additionnez les oignons de printemps, l'ail et le gingembre.

3. Ajoutez les 2 cuillères à soupe d'huile restantes et le tofu. Faites cuire pendant 4 minutes jusqu'à ce qu'il soit doré.
4. Ajoutez les légumes et la sauce d'huître.
5. Faites sautez jusqu'à ce que les légumes soient tendres.

59. Gnocchis de haricots blancs et de tomates séchées au soleil

Temps de préparation : 20 min

Durée totale : 25 min

Ingrédients :

- ¼ cuillère à café de sel
- ¼ cuillère à café de poivre moulu
- ⅓ tasse de bouillon de légumes ou de bouillon de poule, à faible teneur en sodium
- ⅓ tasse de crème fraiche épaisse
- ½ tasse de tomates séchées au soleil tranchées et conservées dans l'huile + 2 cuillères à soupe d'huile du pot, divisée en 2 portions
- 1 grosse échalote coupée en morceaux
- 1 cuillère à soupe de jus de citron
- 425 g de haricots blancs à faible teneur en sodium, rincés
- 450 g de gnocchis non périssables
- 150 g d'épinards tendres
- 3 cuillères à soupe de feuilles de basilic frais

Préparation :

1. Faites chauffer une cuillère à soupe d'huile dans une poêle. Placez-y les gnocchis et faites-les cuire en les remuant fréquemment pendant 5 minutes.
2. Ajoutez les haricots blancs et les épinards. Faites-les cuire pendant une minute.
3. Déposez le reste de l'huile dans une autre poêle et faites chauffer. Ajoutez les tomates

et l'échalote, faites cuire en remuant pendant 1 minute. Augmentez le feu à haute intensité et ajoutez le bouillon. Faites cuire pendant 2 minutes, jusqu'à ce que le bouillon s'évapore.
4. Réduisez le feu, ajoutez la crème fraiche, le jus de citron, le sel et le poivre.
5. Ajoutez le mélange de gnocchis et remuez délicatement.
6. Servez avec du basilic.

60. Curry végane de noix de coco et de pois chiches

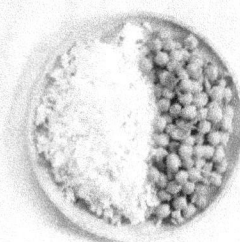

Temps de préparation : 20 min

Durée totale : 20 min

Ingrédients :

- ½ tasse de bouillon de légumes
- 1 ½ tasse de sauce au curry de noix de coco 425 g de pois chiches égouttés et rincés
- 1 tasse d'oignon haché
- 1 courgette de taille moyenne coupée en 2 et en rondelles
- 1 tasse de poivron haché
- 2 cuillères à café d'huile d'avocat ou d'huile de colza
- 2 tasses de riz brun précuit, chauffé selon les instructions de l'emballage
- 4 tasses d'épinards tendres

Préparation :

1. Faites chauffer l'huile dans une poêle. Ajoutez l'oignon, le poivron et la courgette, faites cuire pendant 6 minutes.

2. Additionnez les pois chiches, la sauce au curry et le bouillon, portez à ébullition. Réduisez le feu et laissez mijoter pendant 6 minutes.
3. Ajoutez les épinards avant de servir.
4. Servez avec le riz.

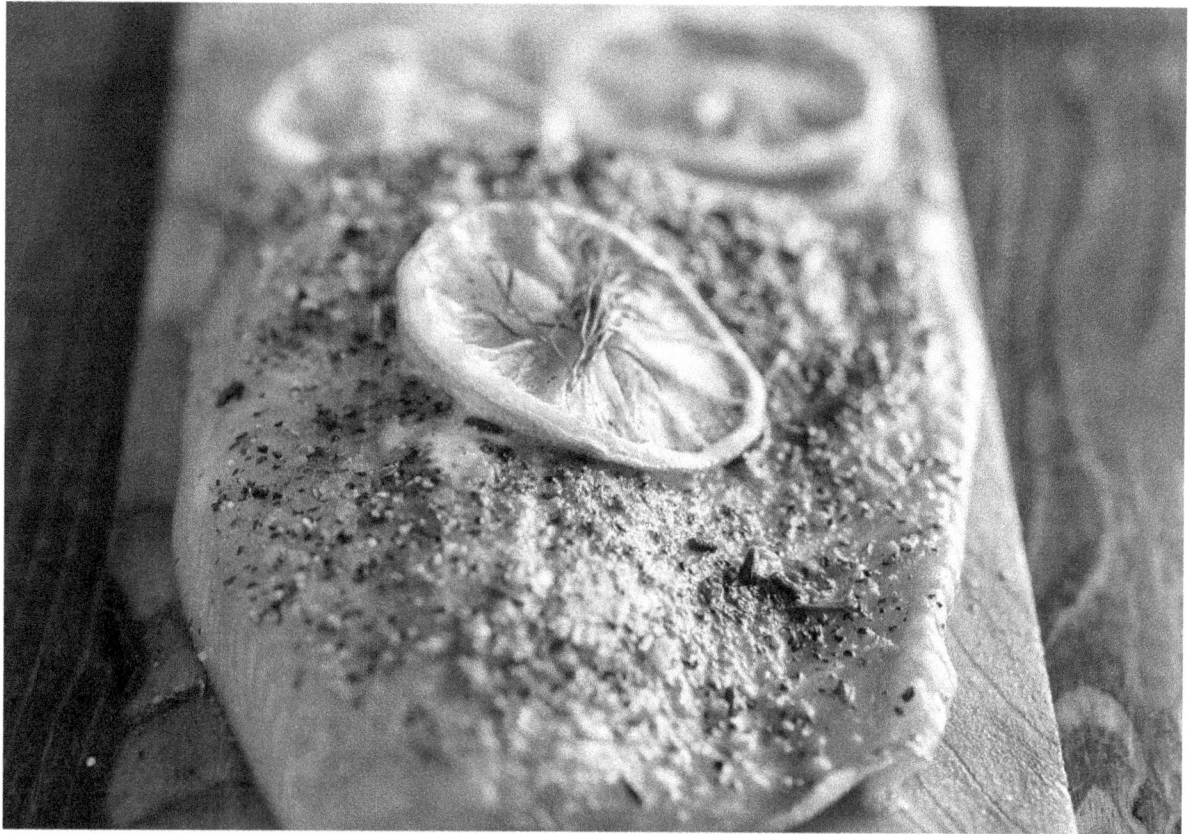

POISSONS ET
FRUITS DE MER

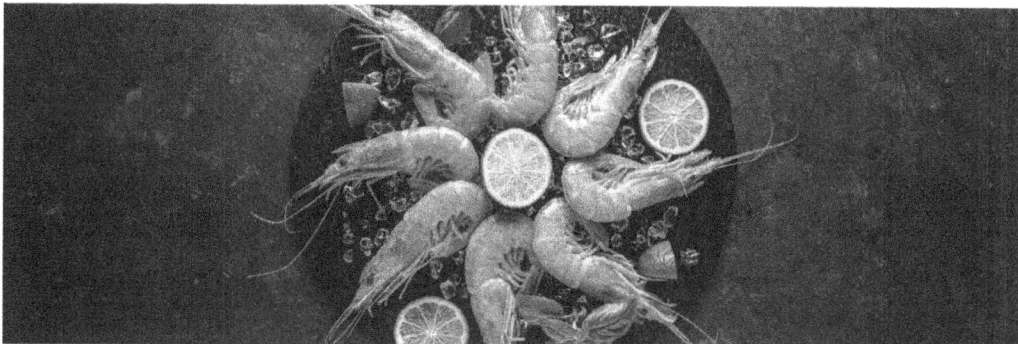

61. Thon au curry de mangue

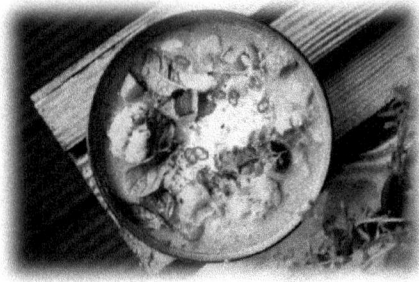

Temps de préparation : 30 min

Durée totale : 35 min

Ingrédients :

- 1 cuillère à café de mélange d'épices pour curry
- 1 pincée de piment de Cayenne
- 1 filet de thon
- Vin blanc
- 1 citron
- 1 mangue mûre de taille moyenne (environ 200 ml de pulpe),
- Poivre noir
- Sel
- Persil haché ou coriandre
- Huile d'olive extra vierge.
- ½ oignon
- ½ gousse d'ail
- ½ cuillère à café de curcuma moulu
- 1 cuillère à soupe de noix de coco râpée

Préparation :

1. Coupez la mangue en deux et utilisez une grande cuillère pour extraire la chair.
2. Séchez le filet de thon avec du papier absorbant et coupez-le en morceaux épais.
3. Hachez l'oignon et la gousse d'ail.
4. Faites chauffer de l'huile d'olive dans une poêle et ajoutez-y ces deux ingrédients et les épices.
5. Faites revenir l'oignon.
6. Ajoutez ensuite une pincée de sel. Ajoutez le thon, assaisonnez de sel et de poivre et arrosez de vin.
7. Faites cuire à feu vif pendant quelques minutes des deux côtés.

8. Ajoutez la mangue, réduisez le feu et remuez le tout.
9. Ajoutez le jus de citron et à la noix de coco râpée. Goûtez la sauce et assaisonnez-la si nécessaire.
10. Servez avec du persil haché ou de la coriandre.
11. Servez avec du riz blanc.

62. Papillotes de saumon aux poireaux, gingembre et sauce teriyaki

Temps de préparation : 20 min

Durée totale : 35 min

Ingrédients :

- 1 gingembre frais
- 1 poireau
- 15 ml d'huile de sésame ou de tournesol
- 2 carottes
- 4 anis étoilés pour la décoration
- 4 filets de saumon
- 60 ml de sauce teriyaki
- 60 ml de Porto

Préparation :

1. Préchauffez le four à 180ºC.
2. Hacher les carottes, le poireau et le gingembre. Ensuite, mettez la poêle à frire sur le feu avec de l'huile et faites sauter les légumes avec le Porto.
3. Divisez les légumes en quatre et préparez quatre morceaux d'aluminium de 30 x 40 cm.
4. Disposez quelques légumes, le saumon salé, puis recouvrez le saumon avec le reste des légumes. Arrosez avec de la sauce Teriyaki. Fermez les papillotes.
5. Faites cuire pendant 15 minutes.

63. Filet de saumon grillé

Temps de préparation : 30 min

Durée totale : 40 min

Ingrédients :

- ½ cuillère à café d'aneth frais
- 1 cuillère à soupe de jus de citron
- 1 cuillère à café d'huile de colza
- 1 filet de saumon de 115 g
- 1 pincée de poivre rouge

Préparation :

1. Mélangez l'huile de colza, le jus de citron, l'aneth frais et le poivre rouge.
2. Recouvrez le saumon du mélange et laissez-le mariner.
3. Préchauffez le gril à feu moyen et faites cuire 4 minutes de chaque côté jusqu'à ce qu'ils soient dorés.

64. Curry de la mer

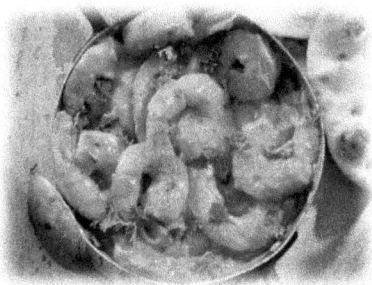

Temps de préparation : 25 min

Durée totale : 30 min

Ingrédients :

- 1 cuillère à soupe d'huile de noix de coco
- 1 cuillère à soupe de poudre de curcuma (vous pouvez mettre de la poudre de curry mais pour un meilleur effet anti-inflammatoire, préférez le curcuma)
- ½ tasse de chou frisé ou d'épinards
- ½ carotte
- 250 g de palourdes
- 500 g de gambas ou de crevettes
- 500 g de saumon ou de poisson
- Ail

- 1 cuillère à café de cumin en poudre
- 1 citron
- 1 tasse de lait de coco
- ½ brocoli
- ½ oignon haché
- Coriandre ou une autre épice de votre choix
- Poivre et sel

Préparation :

1. Faites revenir l'ail, l'oignon et la carotte dans l'huile de noix de coco. Assaisonnez avec du sel, du poivre et une pincée de coriandre.
2. Ajoutez le saumon et les palourdes.
3. Versez le lait de coco, couvrez et faites cuire pendant 10 minutes, jusqu'à ce que vous voyiez les palourdes commencer à s'ouvrir.
4. Ajoutez ensuite les légumes plus fermes puis les crevettes. Assaisonnez avec du curry ou du curcuma et du cumin.
5. Vous pouvez garnir de coriandre ou utiliser d'autres épices selon vos préférences.

65. Boulettes de saumon

Temps de préparation : 20 min

Durée totale : 25 min

Ingrédients :

- ½ oignon rouge haché
- ½ poivron rouge haché
- ½ tasse de quinoa cuit
- ¾ cuillère à café de poivre noir
- ¾ cuillère à café de sel
- 1 gousse d'ail émincée
- 2 gros œufs
- 2 boîtes de 170 g de saumon pelé et sans arêtes
- 3 cuillères à soupe de persil frais haché
- Spray de cuisson

Préparation :

1. Couvrez la plaque de cuisson avec du papier sulfurisé et de l'huile de cuisson en spray.
2. Versez les boîtes de saumon dans un bol et mélangez-les avec le quinoa, le poivron rouge, les œufs, l'oignon rouge, le persil, l'ail, le sel et le poivre.

3. Faites des boulettes avec le mélange et placez-les sur la plaque de cuisson.
4. Faites cuire au four à 200°C jusqu'à ce que les boulettes soient bien cuites.

66. Saumon à l'ail et au miel

Temps de préparation : 15 min

Durée totale : 20 min

Ingrédients :

- 1 ½ cuillère à café de vinaigre de cidre de pomme ou de jus de citron
- 1 cuillère à soupe d'huile d'olive
- 1 filet de saumon de 350 g
- 1 citron découpé en morceaux
- 2 cuillères à soupe de miel
- Poivre noir
- 1 pincée de piment de cayenne
- Sel

Préparation :

1. Coupez le saumon en 3 tranches. Assaisonnez avec du sel, du poivre noir et du piment de cayenne.
2. Mélangez le miel, le vinaigre de cidre de pomme, une cuillère à soupe d'eau chaude et une pincée de sel.
3. Faites chauffer une cuillère à soupe d'huile d'olive et faites frire le saumon.
4. Ajoutez le mélange de miel et quelques tranches de citron et faites réduire la sauce jusqu'à ce qu'elle devienne collante.

67. Saumon grillé avec pois chiches et légumes

Ingrédients :

- ¼ cuillère à café d'ail en poudre
- ¼ tasse d'eau
- ½ cuillère à café de sel divisée en 2 portions + 1 pincée
- ¼ tasse de ciboulette fraîche hachée et/ou aneth et un peu plus pour la décoration
- ¼ tasse de mayonnaise
- ⅓ tasse de babeurre
- ½ cuillère à café de poivre moulu, divisée en 2 portions
- 10 tasses de chou frisé haché
- 1 ¼ livre (680 g) de saumon sauvage coupé en 4 portions
- 1 cuillère à soupe de paprika
- 1 boîte (425 g) de pois chiches rincés, sans sel ajouté
- 2 cuillères à soupe d'huile d'olive extra vierge divisée en 2 portions

Préparation :

1. Réglez le four à 220°C.
2. Mélangez une cuillère à soupe d'huile, le paprika et une portion de sel. Séchez les pois chiches et mélangez-les avec le paprika. Étalez-les sur une plaque de cuisson et faites-les cuire 30 minutes.
3. Réduisez en purée le babeurre, les herbes, la mayonnaise, une portion de poivre et la poudre d'ail. Mélangez jusqu'à ce que le mélange soit homogène.
4. Faites chauffer une cuillère à soupe d'huile à feu moyen, ajoutez le chou frisé et faites-le cuire 2 minutes en le remuant. Retirez-le du feu et salez-le.
5. Retirez les pois chiches du four et placez-les sur un côté du moule. Placez le saumon de l'autre côté et assaisonnez avec le reste de sel et de poivre. Faites cuire environ 8 minutes jusqu'à ce que le saumon soit bien saisi.
6. Arrosez le saumon de vinaigrette, garnissez-le de fines herbes et servez-le avec le chou frisé et les pois chiches.

68. Salade méditerranéenne au thon et aux épinards

Temps de préparation : 10 min

Durée totale : 10 min

Ingrédients :

- 1 ½ cuillère à soupe d'eau
- 1 ½ cuillère à soupe de jus de citron
- 1 ½ cuillère à soupe de tahini (crème de sésame)
- 1 boîte de thon en morceaux dans l'eau, égoutté
- 2 cuillères à soupe de persil
- 2 cuillères à soupe de feta
- 2 tasses de pousses d'épinards
- 4 olives Kalamata dénoyautées et coupées en morceaux
- 1 orange moyenne épluchée ou en rondelles

Préparation :

1. Mélangez le tahini, le jus de citron et l'eau dans un saladier.
2. Ajoutez-y le thon, les olives, la feta et le persil. Mélangez délicatement.
3. Servez la salade de thon dans deux coupes d'épinards avec l'orange à part.

69. Saumon au citron

Temps de préparation : 12 min

Durée totale : 30 min

Ingrédients :

- Huile d'olive
- Poudre d'ail
- Aneth séché
- Gingembre moulu
- Persil séché
- Paprika
- Sel
- Poivre
- Jus de citron
- Miel
- Petites pommes de terre
- Haricots verts
- Filet de saumon

Préparation :

1. Coupez les pommes de terre en deux. Faites-les cuire pendant 2 à 3 minutes jusqu'à ce que l'intérieur soit tendre.

2. Mélangez l'huile d'olive, le citron, le miel et les épices.
3. Recouvrez une plaque de cuisson de papier d'aluminium. Placez le filet de saumon au centre, entouré de haricots verts et des pommes de terre.
4. Ajoutez l'huile d'olive et le mélange d'épices sur le saumon, les haricots verts et les pommes de terre. Mélangez les pommes de terre et les haricots verts pour les assaisonner uniformément.
5. Faites cuire au four à 220°C pendant environ 15 minutes, jusqu'à ce que le saumon soit légèrement bruni.

70. Saumon en croûte aux noix et au romarin

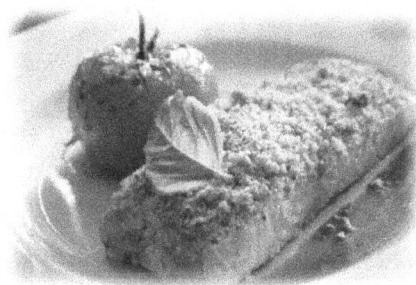

Temps de préparation : 10 min

Durée totale : 20 min

Ingrédients :

- ¼ cuillère à café de poivre rouge moulu
- ¼ cuillère à café de zest de citron
- ½ cuillère à café de miel
- ½ cuillère à café de sel
- 1 livre de filet de saumon sans la peau, frais ou congelé
- 1 cuillère à café d'huile d'olive extra vierge
- Huile d'olive en spray pour la cuisson
- 1 cuillère à café de jus de citron
- 1 cuillère à café de romarin frais haché
- 1 gousse d'ail émincée
- 2 cuillères à café de moutarde de Dijon
- 3 cuillères à soupe de noix concassées
- 3 cuillères à soupe de chapelure panko
- Persil frais haché et rondelles de citron pour la décoration

Préparation :

1. Préchauffez le four à 220 °C. Recouvrir une grande plaque de cuisson avec du papier sulfurisé.
2. Mélangez la moutarde, le zeste de citron, l'ail, le romarin, le miel, le sel et le poivre rouge.
3. Mélangez la chapelure avec les noix et l'huile d'olive.
4. Placez le saumon sur la plaque de cuisson. Étalez le mélange de moutarde sur le poisson.
5. Saupoudrez de chapelure panko et d'huile d'olive en spray.
6. Faites cuire environ 12 minutes jusqu'à ce que la chair du poisson soit tendre.
7. Saupoudrez de persil et servez avec des rondelles de citron.

71.Saumon sauté

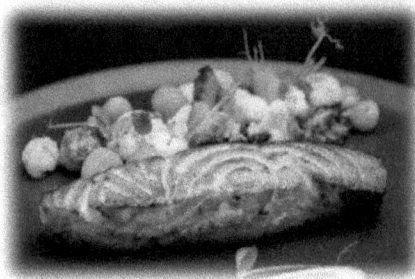

Temps de préparation : 18 min

Durée totale : 23 min

Ingrédients :

- 2 cuillères à soupe d'huile d'avocat
- Garnitures
- Saumon
- Sauce maison
- Légumes

Préparation :

1. Préparez le saumon et les légumes. Épongez le saumon avec du papier absorbant. Coupez-le en cubes d'environ 3 cm et mettez-les de côté. Hachez les légumes que vous utilisez.
2. Préparez la sauce. Dans un petit bol ou une tasse en verre, mélangez tous les ingrédients que vous aimez.
3. Faites dorer le saumon. Dans une grande poêle ou un wok, faites chauffer une cuillère à soupe d'huile à feu moyen-élevé. Disposez les cubes de saumon de manière uniforme et assaisonnez-les de sel et de poivre. Faites-les revenir pendant 3-4 minutes, sans y toucher, jusqu'à ce que le fond soit doré et facile à retirer. Retournez les cubes et faites-les cuire pendant encore 2 à 3 minutes. Disposez-les dans une assiette pour une utilisation ultérieure.
4. Faites frire les légumes. Faites chauffer la cuillère à soupe d'huile restante à feu vif. Ajoutez les légumes et faites-les sauter jusqu'à ce qu'ils soient croustillants (environ 3 à 5 minutes), en remuant de temps en temps.

5. Mélangez le tout. Réduisez le feu à moyen. Remettez le saumon dans les légumes et versez la sauce maison. Remuez doucement et faites cuire pendant encore 1 à 2 minutes ou jusqu'à ce que la sauce épaississe.

72.Saumon et courgettes au four

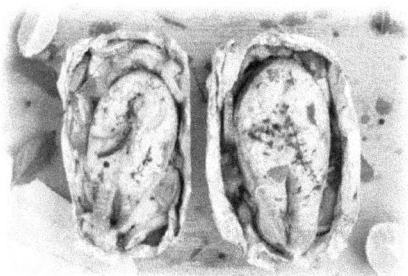

Temps de préparation : 25 min

Durée totale : 30 min

Ingrédients :

- Huile d'olive extra vierge
- Courgettes (achetez des courgettes fines car elles ont moins de graines et plus de saveur.)
- Filet de saumon frais
- Sel et poivre

Préparation :

1. Placez les filets de saumon sur une plaque de cuisson recouverte de papier sulfurisé.
2. Assaisonnez le saumon des deux côtés avec du sel et du poivre.
3. Faites cuire au four à 180°C pendant 15 minutes.
4. Comme les courgettes libèrent beaucoup d'eau à la cuisson, il n'est pas nécessaire d'ajouter de l'eau pour les cuire à la vapeur au micro-ondes.
5. Pour éviter que les courgettes ne se détrempent, ne les coupez pas trop finement. Coupez-les en rondelles de 7 cm de long.
6. Il est préférable de les faire cuire à la vapeur pendant 7 minutes à feu vif. Si vous les aimez plus tendres, faites-les cuire pendant 10 minutes.
7. Elles seront cuites à la vapeur dans leur jus et absorberont les saveurs de l'huile d'olive extra vierge, ce qui les rendra croquantes et juteuses.

73.Saumon au miso et au sirop d'érable

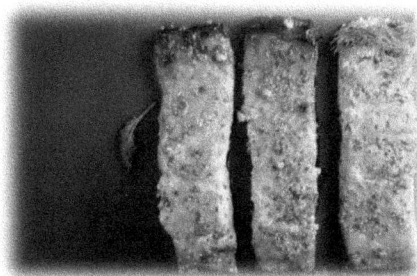

Temps de préparation : 15 min

Durée totale : 15 min

Ingrédients :

- ¼ cuillère à café de poivre moulu
- ¼ tasse de miso blanc
- 1 filet de saumon avec la peau (1.1 kg)
- 2 cuillères à soupe d'huile d'olive extra vierge
- 2 cuillères à soupe de sirop d'érable
- 2 citrons verts
- 2 citrons
- Oignons de printemps émincés pour la garniture
- 1 pincée de piment de Cayenne

Préparation :

1. Allumez le four et recouvrez la plaque de cuisson de papier d'aluminium.
2. Pressez un citron et un citron vert, ajoutez le miso, l'huile, le sirop d'érable, le poivre moulu et le piment de Cayenne. Placez le saumon, côté peau vers le bas, et étalez le mélange de miso sur le dessus.

3. Coupez le citron et le citron vert restants en deux et placez-les autour du saumon, côtés coupés vers le haut.
4. Faites rôtir pendant 12 minutes.
5. Servez avec des rondelles de citron vert et de citron et parsemez d'oignons de printemps.

74. Saumon rôti à l'ail et aux choux de Bruxelles

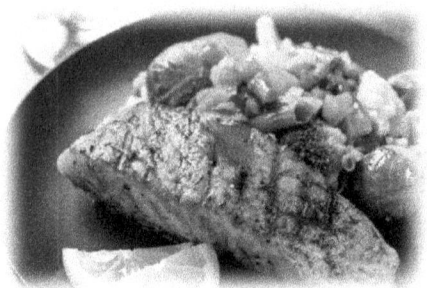

Temps de préparation : 45 min

Durée totale : 45 min

Ingrédients :

- ¼ tasse d'huile d'olive extra vierge
- ¾ cuillère à café de poivre fraîchement moulu, divisée en 2 portions.
- ¾ tasse de vin blanc, de préférence de Chardonnay
- 1 cuillère à café de sel, divisée en 2 portions
- Tranches de citron
- 6 tasses de choux de Bruxelles coupés en tranches
- 14 gousses d'ail divisées en 2 portions
- 2 cuillères à soupe d'origan frais finement haché divisé en 2 portions
- 2 livres de filet de saumon sauvage, sans peau, coupé en 6 portions

Préparation :

1. Allumez le four à 230°C.
2. Préparez la vinaigrette. Hachez la moitié de l'ail et mélangez-la dans un bol avec l'huile, l'origan, le sel et le poivre.

3. Mélangez l'autre moitié de l'ail avec les choux de Bruxelles et la vinaigrette. Faites cuire au four pendant 15 minutes.
4. Retirez du four, arrosez de vin, remuez les légumes et placez le saumon sur le dessus.
5. Arrosez de vin, saupoudrez avec la cuillère à soupe d'origan restante et ½ cuillère à café de sel et de poivre. Faites cuire pendant 10 minutes supplémentaires.

75. Piccata de flétan aux asperges

Temps de préparation : 40 min

Durée totale : 45 min

Ingrédients :

- 1 ½ cuillère à soupe d'huile d'olive
- 1 cuillère à café de sel de mer
- 1 citron entier en fines tranches
- 1 paquet de 225 g de spaghettis de quinoa
- ½ cuillère à café de poivre noir moulu
- 4 filets de flétan de 170 g
- Persil haché (garniture facultative)
- ½ tasse de farine de pois chiches
- ¼ tasse de bouillon de poule faible en sodium
- ¼ tasse de vin blanc
- 2 cuillères à soupe de câpres
- 2 cuillères à soupe de jus de citron fraîchement pressé (environ 1 citron)
- 2 livres d'asperges fraiches coupées

Préparation :

1. Remplissez une casserole d'eau et faites-la chauffer à feu vif. Ajoutez-y les pâtes et faites-les cuire pendant 9 minutes. Retirez-les de l'eau et rincez-les.
2. Ajoutez les asperges dans l'eau de cuisson des pâtes et faites-les cuire pendant 8 minutes.
3. Assaisonnez les côtés du flétan avec du sel de mer et du poivre noir.

4. Mélangez la farine de pois chiches, le sel de mer et le poivre noir.
5. Faites chauffer l'huile d'olive dans une poêle à feu moyen.
6. Prenez le flétan assaisonné et passez-le dans le mélange de farine, en prenant soin de secouer l'excédent de farine. Transférez le poisson dans la poêle et le faire cuire pendant 5 minutes.
7. Ajoutez le jus de citron lorsqu'il est doré, le bouillon de poule, le vin et les câpres.
8. Faites cuire pendant 10 minutes.
9. Servez le flétan sur les asperges et saupoudrez de persil.

76. Tilapia au citron et aux herbes

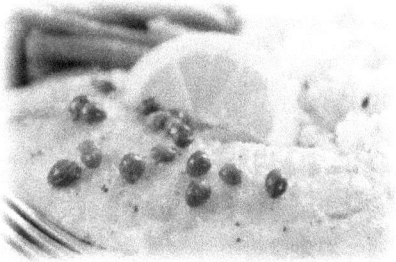

Temps de préparation : 30 min

Durée totale : 35 min

Ingrédients :

- 1 cuillère à soupe d'huile d'olive
- 1 cuillère à café de sel
- 1 cuillère à café d'estragon séché
- 1 cuillère à café de thym séché
- ½ cuillère à café de poivre noir
- 750 g de filets de tilapia
- 2 citrons entiers

Préparation :

1. Chauffez le four à 180°C.
2. Mélangez l'estragon, le thym, le sel et le poivre dans un petit bol.

3. Coupez un des citrons en fines tranches (avec la peau) et mettez-le de côté, en retirant soigneusement les pépins.
4. Coupez l'autre citron en deux et pressez la moitié sur les filets de tilapia pour les arroser uniformément de jus de citron. Saupoudrez le mélange d'herbes séchées sur les deux côtés du tilapia.
5. Faites chauffer l'huile d'olive à feu moyen-élevé dans une poêle allant au four.
6. Placez-y le tilapia et faites-le cuire à feu moyen pendant 3 à 5 minutes ou jusqu'à ce qu'il soit doré.
7. Retournez le poisson, ajoutez le jus de l'autre moitié du citron. Placez les tranches de citron dans la poêle et mettez la poêle au four jusqu'à ce que le poisson soit cuit, environ 3-5 minutes.
8. Servez le poisson avec des tranches de citron dorées en guise de garniture.

77. Bar cuit au four

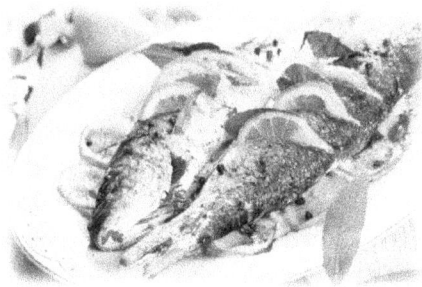

Temps de préparation : 20 min

Durée totale : 35 min

Ingrédients :

- 1 grande échalote coupée hachée
- 1 cuillère à soupe d'huile d'olive
- ¼ cuillère à café de poivre noir moulu
- 2 cuillères à soupe de jus de citron
- 2 cuillères à soupe de sauce soja pauvre en sodium
- 2 filets de bar de 170 g

- ¼ cuillère à café de sel
- 15 champignons entiers
- 4 petites courgettes coupées en 2 sur la longueur

Préparation :

1. Allumez le four à 260°C.
2. Dans un bol, mélangez le jus de citron et la sauce soja. Mettez-le de côté.
3. Placez les filets de bar dans un plat adapté au four, côté peau vers le bas.
4. Ajoutez les moitiés de courgette tournées vers le ciel ainsi que les 15 champignons.
5. Assaisonnez le tout avec du sel et du poivre.
6. Disposez l'échalote hachée de manière égale sur le filet de poisson.
7. Arrosez avec le mélange de sauce soja et de jus de citron.
8. Faites cuire au four pendant 15 minutes.

78. Tilapia en croûte

Temps de préparation : 20 min

Durée totale : 25 min

Ingrédients :

- 2 cuillères à soupe de jus de citron pressé
- 1 tasse de chapelure Panko
- 2 filets de tilapia rincés et séchés
- Rondelles de citron pour la décoration (optionnel)
- ½ tasse de beurre sans sel fondu
- 1 ½ cuillère à café de graines de moutarde
- 1 ½ cuillère à café de poivre noir moulu
- ½ cuillère à café de gingembre moulu
- ½ cuillère à café de paprika
- ½ cuillère à café de piments rouges écrasés
- ½ cuillère à soupe d'huile d'olive
- ¼ cuillère à café de poudre d'ail

- ¾ cuillère à café de noix de muscade moulue

Préparation :

1. Préchauffez le four à 175°C.
2. Mélangez le beurre fondu, l'ail et le jus de citron fraîchement pressé.
3. Dans un autre plat, mélangez la chapelure et toutes les autres épices.
4. Enduisez chaque filet du mélange de chapelure.
5. Faites chauffer l'huile d'olive à feu vif, versez le mélange de beurre et mettez-y le poisson.
6. Placez quelques citrons finement tranchés et faites chauffer jusqu'à ce que le dessous soit doré.
7. Retournez le poisson et faites cuire au four pendant 12 minutes
8. Retirez du four et servez immédiatement.

79. Bâtonnets de saumon

Temps de préparation : 20 min

Durée totale : 20 min

Ingrédients :

Pour les bâtonnets :

- ¼ cuillère à café de sel de mer, pour la panure
- ¼ cuillère à café de poivre noir moulu, pour la panure
- 2 livres de filet de saumon sans la peau

Pour la couverture - Bol 1 :

- ¼ cuillère à café de poivre noir
- ½ cuillère à café de poudre d'ail
- ½ cuillère à café d'aneth
- ¼ cuillère à café de sel de mer
- ½ cuillère de thym séché
- 1 tasse de farine d'amande

Pour la couverture - Bol 2 :

- 2/3 tasse de farine de pois chiches

- ½ cuillère à café de sel de mer

  Pour la couverture - Bol 3 :

- 2 œufs battus

  Pour la sauce d'accompagnement :

- 1 cuillère à soupe de moutarde de Dijon
- 1 cuillère à café de jus de citron
- ¼ tasse de yaourt grec nature
- 1/8 cuillère à café d'ail en poudre

Préparation :

1. Préchauffez le four à 205°C.
2. Pour la couverture, vous avez besoin de trois bols. Dans le premier bol, mettez la farine d'amande, le poivre noir, la poudre d'ail et le thym séché.
3. Dans le deuxième bol, la farine de pois chiches et le sel.
4. Dans un troisième bol, les œufs battus.
5. Veillez à retirer la peau du poisson. Ensuite, coupez les filets de saumon en bandes de 5 cm de large sur 7,5 cm de long.
6. Assaisonnez les morceaux de saumon avec du sel de mer et du poivre.
7. Trempez chaque morceau de saumon dans la farine de pois chiches pour les enrober complètement. Trempez-les ensuite dans l'œuf, puis dans le mélange de farine d'amande.
8. Placez les filets de saumon sur une plaque de cuisson et faites cuire au four pendant 16 à 18 minutes, ou jusqu'à ce que le saumon soit bien cuit. Tournez à mi-cuisson.
9. Pendant que le poisson est en train de griller, préparez la sauce en mélangeant tous les ingrédients dans un grand bol et en remuant bien.

80. Bar en croûte d'amandes

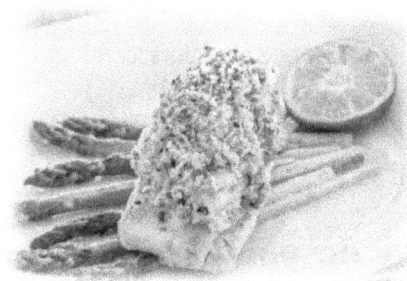

Temps de préparation : 20 min

Durée totale : 25 min

Ingrédients :

- 1 cuillère à café de paprika
- 1 cuillère à café d'huile d'olive
- ½ cuillère à café de sel pour couvrir le poisson
- 1/3 tasse d'amandes entières crues ou grillées
- ¼ cuillère à café de poivre noir moulu pour couvrir le poisson
- ¼ cuillère à café d'ail haché ou en poudre
- ¼ tasse de moutarde forte
- 2 filets de bar de 110 à 170 g
- 1/8 cuillère à café de gingembre moulu

Préparation :

1. Placez les amandes dans un robot culinaire et mixez-les. Placez-les dans un bol moyen et incorporez la poudre de paprika, l'ail haché et le gingembre moulu.
2. Badigeonnez les filets de moutarde forte. Saupoudrez légèrement de sel et de poivre.
3. Faites chauffer l'huile d'olive dans une poêle profonde à feu moyen-élevé.
4. Enduisez le bar du mélange d'amandes.
5. Faites cuire le poisson pendant 8 minutes. Une fois que les filets sont dorés, retournez-les et faites-les cuire de l'autre côté pendant 8 minutes supplémentaires.

6. Vérifiez la cuisson du poisson en insérant une fourchette dans la chair et en la retournant. Si elle tient droit, il est cuit. S'il est encore mou, c'est qu'il n'est pas cuit, alors continuez la cuisson.
7. Répétez l'opération toutes les 2 minutes jusqu'à ce qu'il soit cuit.

81. Tacos de poisson de Basse Californie

Temps de préparation : 30 min

Durée totale : 35 min

Ingrédients :

- Pour la sauce blanche :
- 1 tasse de yaourt grec nature
- 2 cuillères à soupe de jus de citron vert
- 1 cuillère à café de piment jalapeño haché
- ½ cuillère à café de piment de Cayenne
- ½ cuillère à café d'origan séché
- ½ cuillère à café de sel marin
- ½ cuillère à café de cumin
- ½ cuillère à café d'aneth séché
- ¼ tasse de lait d'amande non sucré (ou lait de votre choix)
- 1/8 cuillère à café d'ail en poudre

- Pour les tacos :
- 1 livre de filets de morue ou de bar, coupés en bandes de 55 à 85 g
- 2 cuillères à café de maïzena
- 2 œufs battus
- 2 cuillères à soupe d'huile d'olive
- Pico de gallo frais (tomate, coriandre, oignon et citron vert)
- ½ tasse de farine d'amande
- ½ cuillère à café de sel marin
- ½ cœur de chou coupé en fines rondelles
- 1/3 tasse de farine de pois chiches
- ¼ cuillère à café de piment de cayenne
- ¼ cuillère à café de poudre d'ail
- 10-12 tortillas de maïs
- 1/8 cuillère à café de poivre noir fraîchement moulu

Préparation :

1. Préparez le pico de gallo en mélangeant de petits morceaux de tomate, d'oignon, de la coriandre et du citron vert. Laissez reposer.
2. Pour la sauce blanche, mélangez tous les ingrédients et assaisonnez avec du sel, du citron vert, du poivre et du cumin selon votre goût.
3. Réfrigérez.
4. Dans un plat, mélangez la farine d'amande, la farine de maïs, le sel, le poivre, le piment de Cayenne et la poudre d'ail.
5. Mettez les œufs dans un bol et battez-les.
6. Placez la farine de pois chiches dans une poêle et chauffez à feu vif jusqu'à ce qu'elle soit chaude puis passez à feu moyen.
7. Plongez le poisson dans la farine de pois chiches, puis dans l'œuf et saupoudrez avec le mélange de farine et de maïzena.
8. Faites frire les deux côtés pendant 6 minutes.
9. Servez dans une tortilla de maïs, avec de la sauce blanche et du pico de gallo. Garnissez de chou et d'un filet de citron vert.

82. Crevettes à l'ail

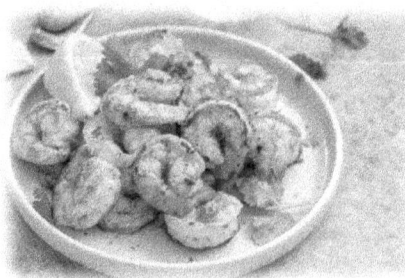

Temps de préparation : 20 min

Durée totale : 20 min

Ingrédients :

- 1 cuillère à soupe d'huile d'olive
- 1 cuillère à café de sel marin
- 1 livre de grandes crevettes épluchées
- 1 livre de filaments de courgettes (environ 2 grosses courgettes)
- ½ cuillère à café de poivre noir
- ½ citron râpé

- ¼ cuillère à café de flocons de piment rouge écrasés
- ¼ tasse de jus de citron fraîchement pressé
- ¼ tasse de bouillon de poule faible en sodium
- ¼ tasse de persil haché
- 2 cuillères à soupe de parmesan fraîchement râpé
- 4 gousses d'ail hachées

Préparation :

1. Faites chauffer l'huile d'olive dans une poêle, ajoutez les crevettes, le sel, le poivre, le piment rouge et faites-les sauter pendant 6 minutes.
2. Ajoutez l'ail et faites cuire pendant 1 minute.
3. Ajoutez le bouillon de poule, le zeste de citron, le jus de citron et les filaments de courgette.
4. Portez à ébullition pendant une minute.
5. Saupoudrez de parmesan et de persil avant de servir.

83. Crevettes panées

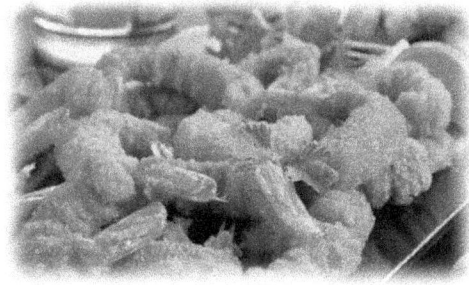

Temps de préparation : 30 min

Durée totale : 35 min

Ingrédients :

- 2 tasses de farine d'amande
- 1 cuillère à café de poivre noir
- 1 cuillère à café de poudre d'ail
- 2 livres de grosses crevettes décortiquées
- 2 livres de spaghettis au riz complet (ou vos pâtes préférées)

- 4 tasses de sauce tomate
- Persil haché pour garnir
- 1 ½ cuillère à café de sel marin
- ½ cuillère à café d'origan séché
- ¼ tasse de parmesan râpé et un peu plus pour la garniture

Préparation :

1. Préchauffez le four à 230°C.
2. Dans une casserole, faites bouillir de l'eau et faites cuire les pâtes pendant 8 minutes.
3. Retirez-les et égouttez-les.
4. Mélangez la farine d'amande, le parmesan, le sel marin, le poivre, l'ail et l'origan.
5. Rincez et séchez les crevettes. Plongez les crevettes dans le mélange de farine.
6. Placez les crevettes panées sur la plaque de cuisson. Laissez-les au four pendant 10 minutes jusqu'à ce qu'elles soient dorées.

7. Répartissez uniformément les pâtes et déposez 8 crevettes panées dans chaque assiette.

8. Garnissez de parmesan et de persil râpé.

84. Coquilles Saint-Jacques grillées

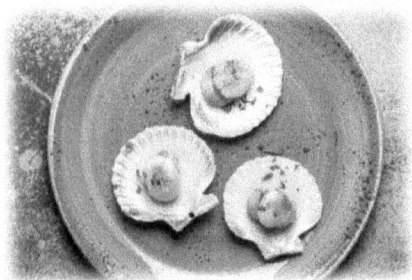

Temps de préparation : 20 min

Durée totale : 20 min

Ingrédients :

- 8 coquilles Saint-Jacques de grande taille séchées
- 3 gousses d'ail
- 2 courgettes taillées en spaghettis
- 1 cuillère à soupe de persil haché pour décorer
- ½ cuillère à café de sel marin
- ½ cuillère à café de poivre noir moulu
- 1 ½ cuillère à soupe d'huile d'olive
- 1/3 tasse de pignons crus
- 1/3 tasse de bouillon de poule à faible teneur en sodium

Préparation :

1. Faites chauffer la poêle à frire, ajoutez l'huile d'olive et remuez. Séchez les coquilles Saint-Jacques avec un torchon, assaisonnez chaque côté de sel de mer et de poivre noir moulu.

2. Faites cuire pendant 3 minutes, retournez et faites cuire pendant 3 minutes supplémentaires.

3. Retirez de la poêle et mettez de côté.

4. Ajoutez les pignons et l'ail haché, faites cuire pendant une minute en remuant.

5. Lorsqu'ils sont dorés, ajoutez le bouillon de poule et déglacez, grattez les morceaux au fond de la casserole.

6. Ajoutez les spaghettis de courgette, remuez et faites cuire pendant 3 minutes jusqu'à ce qu'elles soient tendres et chaudes.

7. Retirez de la poêle. Placez les coquilles Saint-Jacques au-dessus et garnissez avec le persil haché.

85. Coquilles Saint-Jacques Kung Pao

Temps de préparation : 20 min

Durée totale : 20 min

Ingrédients :

POUR LA SAUCE	POUR LES COQUILLES :
- 1 cuillère à soupe de sucre - 1 cuillère à soupe d'amidon d'arrow-root - 2 cuillères à soupe de vinaigre de vin blanc - 1 cuillère à café d'huile de sésame - ¼ tasse de sauce soja à faible teneur en sodium - 3 gousses d'ail hachées - 1 cuillère à soupe de gingembre frais haché	- 3/4 tasse de bouillon de poule à faible teneur en sodium - 1 livre de coquilles St Jacques coupées en 2 - 1 boîte de châtaignes d'eau tranchées, rincées et égouttées - 1 livre de petits pois frais - 4 oignons verts tranchés finement - 1 tasse de cacahuètes crues - en option : 3 tasses de riz blanc cuit à la vapeur

- 1 cuillère à café de pâte de piment
- ½ cuillère à soupe d'huile de sésame
- ½ cuillère à soupe d'huile d'olive

Préparation :

1. Pour la sauce, combinez tous les ingrédients et mélangez bien.
2. Faites chauffer les huiles de sésame et d'olive dans une poêle.
3. Ajoutez l'ail, le gingembre, la pâte de piment, et faites sauter pendant une minute.
4. Ajoutez les coquilles St Jacques et faites sauter pendant 1 minute.
5. Ajoutez les châtaignes d'eau et faire sauter pendant 2 minutes.
6. Ajoutez le mélange de sauce, les petits pois et les oignons. Portez à ébullition et laissez cuire pendant 6 minutes.
7. Ajoutez les cacahuètes. Servez avec du riz.

86. Crevettes crémeuses à la Toscane avec des spaghettis de patate douce

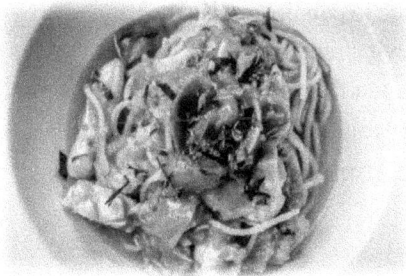

Temps de préparation : 20 min

Durée totale : 25 min

Ingrédients :

Pour les spaghettis de patate douce :
- 1 livre de grosses crevettes épluchées
- 1 grande patate douce épluchée et râpée en forme de spaghettis
- 1 cuillère à soupe d'huile d'olive
- ½ cuillère à café de sel marin
- ¼ cuillère à café de poivre noir
- 1/8 cuillère à café d'ail en poudre

Pour les crevettes crémeuses à la Toscane

- 1 ½ tasse de lait d'amande non sucré, divisée en 2 portions + 1 cuillère à soupe
- 1 cuillère à soupe d'huile d'olive
- 1 cuillère à soupe de persil frais haché
- ½ oignon jaune haché
- ½ cuillère à café de sel marin
- ½ tasse de bouillon de poule à faible teneur en sodium
- ½ tasse de parmesan râpé
- ½ tasse de tomates séchées au soleil coupées en tranches
- ¼ cuillère à café de poivre noir
- 4 gousses d'ail hachées
- 4 tasses de pousses d'épinards
- 1 cuillère à café d'amidon d'arrow root

Préparation :

1. Épluchez et râpez la patate douce pour en faire des spaghettis.
2. Faites chauffer une cuillère à soupe d'huile d'olive dans une poêle.
3. Ajoutez les spaghettis de patate douce, le sel marin, le poivre noir, la poudre d'ail et faites cuire.
4. Pour préparer les crevettes, mettez de l'huile d'olive dans une poêle à feu moyen.
5. Ajoutez l'ail et faites-le cuire jusqu'à ce qu'il devienne odorant.
6. Placez les crevettes dans la poêle pendant 3 minutes jusqu'à ce qu'elles soient saisies. Assaisonnez avec du sel marin et du poivre noir. Retirez les crevettes et mettez-les de côté.

7. Mettez l'oignon dans la poêle, faites-le cuire pendant 5 minutes.

8. Ajoutez le bouillon de poule et laissez réduire légèrement pendant 6 minutes.

9. Placez les tomates dorées au soleil pendant 2 minutes.

10. Ajoutez le lait d'amande et portez le mélange à ébullition.

11. Mettez des pousses d'épinards et laissez-les se flétrir dans la sauce.

12. Ajoutez le fromage et remuez jusqu'à ce qu'il soit fondu et lisse.

13. Ajoutez la cuillère à soupe de lait d'amande restante avec l'amidon d'arrow-root et remuez. Laissez cuire pendant 2 minutes.

14. Mettez les crevettes dans la poêle avec le persil et remuez et servez.

87. Bol de saumon et de courgette au tahini

Temps de préparation : 30 min

Durée totale : 35 min

Ingrédients :

Sauce de poisson :
- ¼ cuillère à café d'ail haché
- 2 cuillères à soupe d'eau
- 2 cuillères à soupe d'huile d'olive extra vierge
- 3 cuillères à soupe de pâte de graines de sésame tahini
- 3 cuillères à soupe de jus de citron
- 4 filets de saumon désossés, de 170 à 225 g

Courgettes et tomates:
- 1 piment rouge
- 2 tasses de tomates cerises lavées
- ¼ tasse de feuilles de persil plates hachées (ou coriandre)
- 2 cuillères à soupe d'huile d'olive extra vierge
- 2 gousses d'ail écrasées
- 4 à 6 tiges d'origan
- 1 grosse pincée de cumin
- 4 courgettes moyennes coupées en morceaux

Préparation :

1. Préchauffez le four à 220°C.

2. Préparez le tahini : placez la pâte de graines de sésame tahini dans un bol de taille moyenne. Incorporez progressivement le jus de citron, l'huile d'olive, l'eau, l'ail et le cumin. Assaisonnez avec du sel et du poivre. Réservez.

3. Coupez la courgette en longues bandes dans le sens de la longueur, en la retournant jusqu'à ce que vous atteigniez le centre. Réservez le cœur pour une utilisation ultérieure. Le moyen le plus simple de couper la courgette en fines lamelles est d'utiliser un économe.

4. Faites rôtir le saumon et les tomates jusqu'à ce que le saumon soit bien cuit, entre 12 et 14 minutes.

5. Pendant la cuisson du saumon, faites chauffer l'huile dans une grande casserole à feu moyen. Ajoutez l'ail et le piment. Faites cuire, en remuant, pendant 1 minute. Ajoutez la courgette et augmentez le feu à haute intensité. Faites cuire, en remuant constamment, jusqu'à ce que la courgette se détache, 2 à 3 minutes. Incorporez le persil. Assaisonnez.

6. Pour servir, répartissez la courgette dans 4 assiettes. Garnissez les courgettes de tomates rôties au four (jetez l'origan). Garnissez de saumon. Arrosez de tahini.

88. Salade César au saumon grillé à l'air fryer

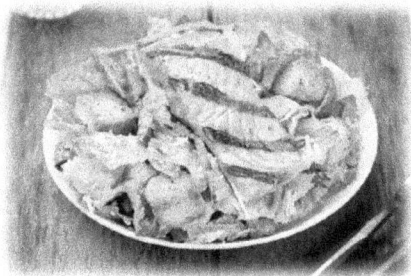

Temps de préparation : 25 min

Durée totale : 30 min

Ingrédients :

- Vinaigrette César
- Avocat ou huile d'olive
- Poivre citronné
- Filets de saumon
- Tranches de pain grillées
- Laitue romaine
- Parmesan ou Pecorino Romano
- Poivre noir moulu
- Tranches de citron

Préparation :

1. Sortez les filets de saumon du réfrigérateur et laissez-les atteindre la température ambiante, cela les fera cuire plus uniformément.
2. Pendant ce temps, préparez la salade. Placez la laitue hachée dans un grand bol, arrosez-la d'un peu de vinaigrette César et mélangez-la.
3. Coupez quelques cubes de pain grillé et saupoudrez-les sur la salade.
4. Grattez un peu de parmesan sur la salade et mélangez. Saupoudrez un peu de poivre sur la salade et mettez-la de côté.
5. Épongez les filets de saumon avec du papier absorbant. Brossez-les sur toute leur surface, enduisez la peau d'huile pour la rendre croustillante, ajoutez un peu d'huile d'avocat ou d'olive et du poivre citronné.
6. Placez les filets dans le panier à frire, côté peau vers le bas, et faites-les frire à l'air fryer à 190°C

pendant 6 à 10 minutes, selon l'épaisseur des filets.

7. Disposez la salade sur une assiette et, lorsque le saumon est prêt, déposez-le sur la salade.

89. Wrap de blanc d'œuf au saumon fumé, fromage de chèvre et épinards

Temps de préparation : 25 min

Durée totale : 25 min

Ingrédients :

- Huile d'avocat ou huile d'olive
- 2 blancs d'œufs
- 1 feuille de wrap à faible teneur en glucides
- Jus de citron frais
- Fromage de chèvre ou fromage cream cheese
- Saumon fumé
- Pousses d'épinards

Préparation :

1. Placez la feuille de wrap sur une surface plane, comme une planche à découper. Répartissez délicatement le fromage de chèvre au centre de la feuille.
2. Placez les pousses d'épinards dans un bol et pressez le jus de citron frais. Remuez les épinards avec vos doigts.
3. Faites chauffer l'huile d'avocat dans une petite casserole à feu moyen-élevé. Cassez les œufs dans un petit bol, en séparant les blancs des jaunes.
4. Battez les blancs d'œufs avec une fourchette et transférez-les dans la casserole. Laissez-les cuire pendant environ 2 minutes. Transférez les œufs sur la feuille de wrap, au centre gauche. Mettez le saumon fumé sur le côté.
5. Pliez délicatement les côtés de la feuille de wrap vers le centre. Avec vos pouces, pliez le bas de la feuille et commencez à la rouler vers l'avant, lentement et soigneusement, en veillant à garder toutes les bonnes choses à l'intérieur.

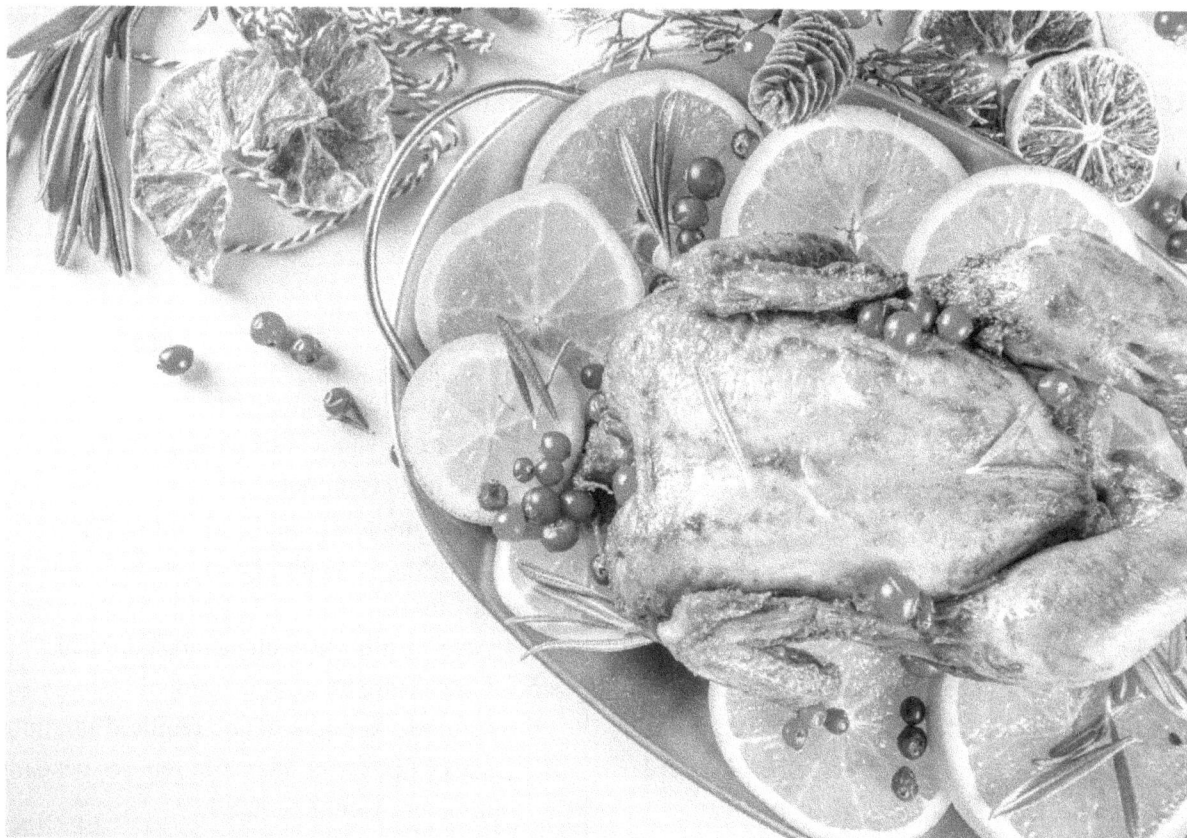

VIANDES ET VOLAILLES

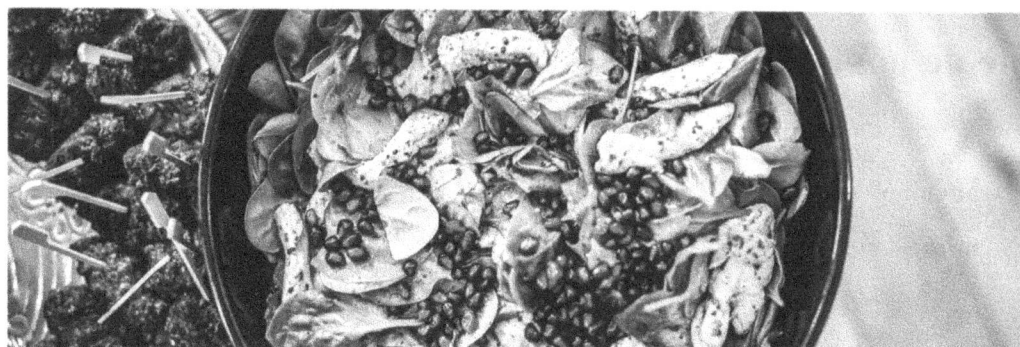

made
with
love

90. Soupe au poulet

Temps de préparation : 40 min

Durée totale : 60 min

Ingrédients :

- 1 oignon haché
- 1 cuillère à café de curcuma
- 1 livre de cuisses de poulet (avec os)
- 2 cuillères à soupe de menthe sèche
- 1 pomme de terre pelée et coupée en morceaux
- 1 carotte coupée en morceaux
- ½ tasse de chou-fleur en morceaux

Préparation :

1. Faites cuire les cuisses de poulet dans 4-5 tasses d'eau salée. Coupez les légumes.
2. Lorsque l'eau commence à bouillir, ajoutez l'oignon, la pomme de terre, le curcuma et la menthe. Couvrez et laissez cuire le tout.
3. Après environ 20-30 minutes de cuisson et lorsque les pilons sont prêts, retirez la viande des os.
4. Coupez le poulet en petits morceaux. Quand le poulet est prêt, remettez-le dans la casserole avec le bouillon.
5. Ajoutez la carotte et le chou-fleur, salez et poivrez et laissez cuire pendant 5 à 10 minutes supplémentaires.

91. Poitrine de poulet dorée au four

Temps de préparation : 60 min

Durée totale : 90 min

Ingrédients :

- 1 cuillère à soupe de sucre brun
- 1 cuillère à café de paprika
- 4 poitrines de poulet désossées et sans peau
- 1 cuillère à café de poivre noir fraîchement moulu
- 1 cuillère à café de poudre d'ail
- 1 citron coupé en fines tranches
- Huile d'olive extra vierge
- Persil frais haché, pour la garniture (facultatif)
- Sel

Préparation :

1. Allumez le four à 190°C.
2. Placez le sucre, l'ail, le paprika, le sel et le poivre dans un bol.
3. Dans un plat adapté au four, déposez les poitrines de poulet recouvertes de rondelles de citron.
4. Arrosez d'huile et du mélange d'épices.
5. Faites cuire pendant 25 minutes.
6. Couvrez le poulet d'une feuille d'aluminium sans l'écraser et laissez-le reposer pendant 5 minutes avant de le servir.

92. Magret de canard au miel et au vinaigre de framboise

Temps de préparation : 40 min

Durée totale : 50 min

Ingrédients :

- 1 cuillère à soupe de miel
- 1 magret de canard
- 100 ml de vinaigre de framboise
- 200 g d'échalotes

Préparation :

1. Hachez les échalotes.
2. Faites des incisions dans la peau du magret.
3. Placez-le dans une poêle antiadhésive, côté peau vers le bas.
4. Faites cuire à feu moyen jusqu'à ce que les deux côtés soient dorés.

5. Mettez-le dans un bol et couvrez-le de papier d'aluminium et d'un torchon.
6. Pendant ce temps, faites cuire les échalotes dans la poêle où vous avez fait cuire le canard, en utilisant son jus.
7. Lorsqu'elles sont dorées, ajoutez le vinaigre et le miel et faites cuire jusqu'à ce qu'elles soient réduites.
8. Découvrez le magret de canard et coupez-le en morceaux de taille moyenne.

93. Servez chaud avec des échalotes. Viande hachée avec des légumes

Temps de préparation : 45 min

Durée totale : 50 min

Ingrédients :

- 2 gousses d'ail
- 1 courgette
- 1 carotte
- 250 g de viande de bœuf hachée
- 3 feuilles de laurier
- Sel et poivre à votre convenance
- Huile d'olive extra vierge

Préparation :

1. Faites d'abord revenir la viande hachée dans une poêle avec de l'ail et des feuilles de laurier. Assaisonnez avec du sel et des épices et faites cuire environ 10 minutes.
2. Coupez la carotte et la courgette en morceaux.
3. Ajoutez les légumes à la viande, couvrez et laissez cuire pendant encore 10-15 minutes à feu moyen.

Remarque : Vous pouvez ajouter un peu de lait de coco ou d'amande après 5 minutes de cuisson pour obtenir une texture plus lisse.

94. Poulet au miel et à la moutarde

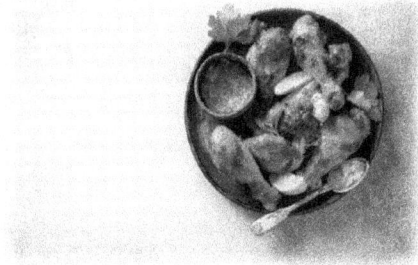

Temps de préparation : 30 min

Durée totale : 90 min

Ingrédients :

- 1 pomme de terre moyenne d'environ 200 g coupée en cubes de 1,5 cm
- 1 échalote pelée et coupée en 4
- 1 piment jalapeño coupé en deux dans le sens de la longueur et en rondelles de 1,5 cm d'épaisseur
- 1 gousse d'ail coupée ou râpée
- Huile d'olive extra vierge
- Sel
- Zest de citron vert
- Choux de Bruxelles coupés en deux s'ils sont gros
- Feuilles de coriandre fraîche hachées, avec tiges réservées
- Miel
- Moutarde de Dijon
- Cuisses de poulet avec peau et os (environ 4 cuisses de 170 g chacune)
- Poivre noir fraîchement moulu

Préparation :

1. Allumez le four à 220°C.
2. Mélangez le miel, la moutarde de Dijon, l'ail, le zeste de citron vert, la coriandre et l'huile d'olive.

3. Ajoutez-y les choux de Bruxelles, les échalotes et une demi-cuillère à café de sel et mélangez.

4. Placez les cuisses avec la peau sur une planche, découpez et séchez chaque morceau. Assaisonnez.

5. Faites chauffer une cuillère à soupe d'huile dans une poêle, déposez-y les cuisses et faites-les cuire pendant 5 minutes. Retournez-les et laissez-les cuire pendant encore 5 minutes.

6. Dans un bol, mélangez la pomme de terre, le piment jalapeño et l'huile d'olive. Assaisonnez.

7. Placez tous les légumes dans un plat avec un filet d'huile et disposez les cuisses de poulet au-dessus des légumes.

8. Faites cuire au four pendant 15 minutes.

95. Ragoût de poulet aux cacahuètes

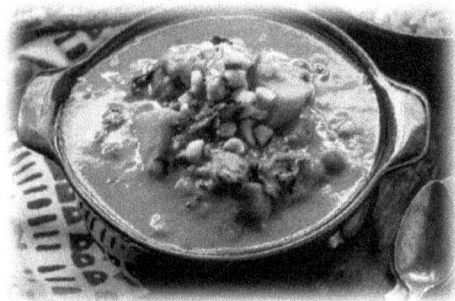

Temps de préparation : 60min

Durée totale : 75 min

Ingrédients :

- 1 cuillère à café de poivre noir fraîchement moulu
- 4 cuillères à café de sel divisées en 2 portions
- 2 carottes moyennes pelées et découpées en morceaux de 1,5 cm
- 4 cuillères à soupe de bouillon de poule faible en sodium, divisées en 2 portions
- 1 morceau de 5 cm de gingembre pelé et émincé
- 4 gousses d'ail coupées et divisées en 2 portions
- 1 cuillère à soupe de beurre de cacahuète
- 1 oignon de taille moyenne finement haché
- 1 piment habanero coupé en 2
- 2 cuillères à soupe de feuilles de thym frais haché, et plus pour la décoration
- 2 cuillères à soupe de concentré de tomate
- 3 cuillères à soupe de riz blanc cuit
- ¾ cuillère à soupe de cacahuètes grillées hachées pour décorer
- 2 cuillères à soupe de sauce de poisson
- ½ cuillère à café de cumin moulu
- 1 ½ livre de cuisses de poulet sans os ni peau
- 3 cuillères d'huile d'arachide ou d'huile neutre, divisées en 2 portions
- 1 pomme de terre moyenne coupée en morceaux de 1,5 cm
- ¼ cuillère à café de cardamome moulue
- 1 ¼ livre de tomates romaines ou cœur de bœuf finement hachées

Préparation :

1. Mélangez le poivre, le cumin, la cardamome et le sel. Dans un autre bol, mélangez 1 ½ cuillère à café d'huile d'arachide, la moitié du gingembre et la moitié de l'ail.

2. Séchez le poulet en le tapotant et placez-le dans un plat. Couvrez et laissez reposer.

3. Mettez de l'huile d'arachide dans une poêle et faites cuire le poulet jusqu'à ce qu'une croûte se forme. Transférez le poulet dans une assiette.

4. Faites cuire l'oignon, les carottes, ajoutez le mélange d'épices et grattez les morceaux

brunis au fond de la casserole jusqu'à ce qu'ils soient tendres.

5. Ajoutez le thym, le concentré de tomate, et cuire jusqu'à ce que la pâte soit foncée. Ajoutez les tomates hachées, le piment et deux cuillères à soupe de sel. Faites cuire en remuant et en écrasant les tomates avec une cuillère en bois.

6. Dans une tasse, mélangez le beurre de cacahuète, une tasse de bouillon, mélangez et ajoutez le reste du bouillon. Versez la tasse avec la pomme de terre dans la marmite et remuez.

7. Réduisez le feu et laissez mijoter.

8. Coupez le poulet en morceaux, retirez le piment de la poêle, remettez le poulet dans la marmite, ajoutez la sauce de poisson et remuez jusqu'à ce que ce soit chaud.

9. Répartissez le riz dans des bols.

10. Servez le poulet sur le riz et garnissez de cacahuètes et de thym.

96. Salade de poulet et d'avocat

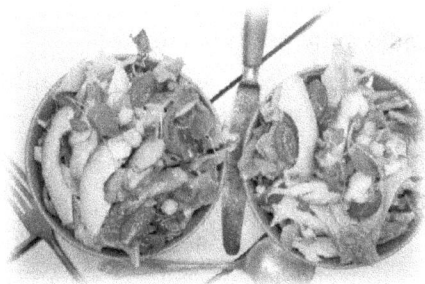

Temps de préparation : 30 min

Durée totale : 40 min

Ingrédients :

- 1 cuillère à soupe de tomates raisins coupées en quartiers
- 1 petite mangue coupée en dés
- Pour la vinaigrette
- 1 cuillère à soupe de piment jalapeño haché
- ¼ tasse de jus de citron vert
- ½ tasse de maïs
- ¼ oignon rouge coupé en fines rondelles
- 2 avocats coupés en dés
- 2 poitrines de poulet désossées et sans la peau, pochées et coupées en petits morceaux
- 2 cuillères à soupe de coriandre fraîchement hachée
- 2 cuillères à café de miel
- 3 cuillères à soupe d'huile d'olive extra vierge
- Poivre noir fraîchement moulu
- Sel

Préparation :

1. Préparez la vinaigrette dans un bol : fouettez tous les ingrédients et assaisonnez de sel et de poivre.

2. Dans un saladier, mélangez délicatement tous les ingrédients de la salade et la vinaigrette. Assaisonnez selon vos goûts.

97. Poulet balsamique au basilic

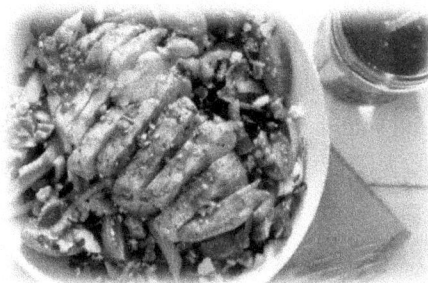

Temps de préparation : 90 min

Durée totale : 120 min

Ingrédients :

- 1 grande courgette coupée en rondelles
- 1 cuillère à soupe de moutarde de Dijon
- 3 cuillères à soupe de vinaigre balsamique
- Basilic haché
- Parmesan fraîchement râpé, pour garnir (facultatif)

- 1 poignée de tomates cerises coupées en 2
- ¼ tasse d'huile d'olive extra vierge divisée en 2 portions + 2 cuillères à soupe
- Poivre noir fraîchement moulu
- Sel
- 2 livres de cuisses de poulet avec l'os et la peau

Préparation :

1. Mélangez un quart de tasse d'huile d'olive, la moutarde et le vinaigre. Ajoutez le poulet et remuez. Placez au réfrigérateur pendant 40 minutes.
2. Allumez le four à 220°C et placez le poulet dans une poêle avec l'huile. Mélangez et assaisonnez de sel et de poivre.
3. Retournez le poulet et faites-le cuire jusqu'à ce qu'il soit bien doré.
4. Placez la courgette et les tomates autour du poulet, assaisonnez de sel et de poivre, transférez dans un plat et faites cuire au four pendant 15 minutes.
5. Servez avec du parmesan
6. Pour un plat encore plu complet, servez le poulet sur une salade, avec des tomates et de la feta.

98. Soupe au poulet et au riz sauvage

Temps de préparation : 60 min

Durée totale : 80 min

Ingrédients :

- 1 cuillère à soupe de riz sauvage rincé
- 1 oignon rouge moyen haché
- 2 carottes de taille moyenne coupées en rondelles
- 3 cuillères à soupe de chou frisé râpé
- 3 gousses d'ail hachées
- 1 cuillère à soupe d'huile d'olive extra vierge
- 1 livre de cuisses de poulet avec peau et os
- 1 pomme de terre pelée et coupée en cubes de 1,5 cm
- 2 feuilles de laurier séchées
- 2 branches de céleri hachées
- 115 g de petits champignons shiitake coupés en tranches
- 6 tasses d'eau
- Aneth frais haché, pour décorer
- Poivre noir fraîchement moulu
- Tranches de citron pour décorer
- Sel

Préparation :

1. Retirez la peau du poulet, assaisonnez avec du sel et du poivre.
2. Mettez l'huile et les peaux du poulet dans une poêle et laissez-les dorer. Transférez les peaux sur une assiette.
3. Ajoutez les oignons rouges dans la poêle, salez et faites cuire pendant 8 minutes.
4. Ajoutez les champignons, le céleri et l'ail. Salez. Faites cuire pendant 5 minutes.
5. Ajoutez six tasses d'eau, du sel, et les feuilles de laurier. Portez à ébullition. Ajoutez le riz et réduisez le feu, couvrez et laissez reposer pendant 20 minutes.
6. Placez les cuisses, les carottes et la pomme de terre. Portez à ébullition. Couvrez et laissez cuire jusqu'à ce que la viande soit bien cuite.
7. Retirez du feu et transférez les cuisses sur une planche. Servez avec le chou frisé.
8. Coupez le poulet en morceaux, jetez les os et remettez-le dans la soupe.

Goûtez et assaisonnez selon votre goût.

99. Coupes de salade avec poulet, cacahuètes et graines de sésame

Temps de préparation : 50 min

Durée totale : 60 min

Ingrédients :

- Pour les coupes de salade :
- ½ tasse de chou rouge haché
- 2 carottes épluchées, coupées en 2 et en fines rondelles
- 2 cuillères à soupe de sucre en poudre
- 2 cuillères à café d'huile d'olive extra vierge
- 2 concombres coupés en 2 sur la longueur et en fines rondelles
- 3 cuillères à soupe de vinaigre de riz
- Sel

Pour le poulet :

- 1 ½ livre de poitrines de poulet désossées
- 1 oignon coupé en fines rondelles et plus pour la décoration

- 2 cuillères à soupe d'eau froide
- 2 grosses gousses d'ail hachées
- 3 cuillères à soupe d'huile d'arachide
- 4 piments rouges séchés écrasés (ou 2 cuillères à café de flocons de piment rouge écrasés)
- Cacahuètes grillées pour servir
- Rondelles de citron vert pour servir
- 1 morceau de gingembre de 5 cm coupé en morceaux
- ¼ tasse de beurre de cacahuètes crémeux
- 1 cuillère à soupe de graines de sésame blanc et plus pour servir

Préparation :

1. Dans des coupes à salade, mélangez tous les ingrédients de la liste de gauche.
2. Dans une poêle, faites chauffer l'huile d'arachide, le gingembre, l'ail, les flocons de piment rouge, l'oignon, une demi-cuillère à café de sel et les graines de sésame.

3. Ajoutez le poulet et une demi-cuillère à café de sel. Couvrez la casserole et laissez mijoter pendant 10 minutes.
4. Préparez la sauce aux cacahuètes en fouettant le beurre de cacahuète, deux cuillères à soupe du jus de marinade du poulet, de l'eau froide et le mélange d'huile et de gingembre.
5. Transférez le poulet dans un plat avec la sauce aux cacahuètes et découpez-le.
6. Servez le poulet et garnissez-le de rondelles d'oignon, de graines de sésame, de cacahuètes et de citron vert.

100. Coupes de salade avec poulet, cacahuètes et graines de sésame

Temps de préparation : 50 min

Durée totale : 60 min

Ingrédients :

- *Pour les coupes de salade :*

- ½ tasse de chou rouge haché
- 2 carottes épluchées, coupées en 2 et en fines rondelles
- 2 cuillères à soupe de sucre en poudre
- 2 cuillères à café d'huile d'olive extra vierge
- 2 concombres coupés en 2 sur la longueur et en fines rondelles
- 3 cuillères à soupe de vinaigre de riz

- 2 cuillères à soupe d'eau froide
- 2 grosses gousses d'ail hachées
- 3 cuillères à soupe d'huile d'arachide
- 4 piments rouges séchés écrasés (ou 2 cuillères à café de flocons de piment rouge écrasés)
- Cacahuètes grillées pour servir
- Rondelles de citron vert pour servir
- 1 morceau de gingembre de 5

- Sel

Pour le poulet :

- 1 ½ livre de poitrines de poulet désossées
- 1 oignon coupé en fines rondelles et plus pour la décoration
- cm coupé en morceaux
- ¼ tasse de beurre de cacahuètes crémeux
- 1 cuillère à soupe de graines de sésame blanc et plus pour servir

Préparation :

1. Dans des coupes à salade, mélangez tous les ingrédients de la liste de gauche.
2. Dans une poêle, faites chauffer l'huile d'arachide, le gingembre, l'ail, les flocons de piment rouge, l'oignon, une demi-cuillère à café de sel et les graines de sésame.
3. Ajoutez le poulet et une demi-cuillère à café de sel. Couvrez la casserole et laissez mijoter pendant 10 minutes.
4. Préparez la sauce aux cacahuètes en fouettant le beurre de cacahuète, deux cuillères à soupe du jus de marinade du poulet, de l'eau froide et le mélange d'huile et de gingembre.
5. Transférez le poulet dans un plat avec la sauce aux cacahuètes et découpez-le.
6. Servez le poulet et garnissez-le de rondelles d'oignon, de graines de sésame, de cacahuètes et de citron vert.

101. Poulet farci à la grecque

Temps de préparation : 60 min

Durée totale : 90 min

Ingrédients :

- 1 cuillère à soupe de feta émiettée
- 1 cuillère à soupe de
- ½ oignon rouge coupé en fines rondelles
- 1 cuillère à soupe de jus de citron
- fromage mozzarella râpé
- 1 aubergine coupée en 2 et en fines rondelles
- 1 cuillère à soupe d'aneth haché et plus pour la décoration
- 1 cuillère à soupe de persil haché et plus pour la décoration
- 2 gousses d'ail hachées
- 3 cuillères à soupe d'huile d'olive extra vierge
- 2 citrons coupés en 2 et en fines rondelles
- Poivre noir fraîchement moulu
- Sel
- 4 poitrines de poulet désossées et sans la peau
- 2 tomates moyennes coupées en 2 et en fines rondelles

Préparation :

1. Allumez le four à 205°C. Placez le poulet sur une planche et faites 5 incisions, en faisant attention de ne pas le transpercer. Transférez sur une plaque de cuisson.
2. Dans un bol, mélangez l'huile d'olive, le jus de citron, l'aneth, le persil, et l'ail.
3. Versez le mélange sur les poitrines de poulet et assurez-vous que le mélange d'huile d'olive pénètre dans les incisions.
4. Farcissez chaque poitrine de courgette, d'oignon et de citron.
5. Saupoudrez de feta et de mozzarella.
6. Faites cuire au four pendant 25 minutes.
7. Décorez avec de l'aneth et du persil.

102. Poulet et quinoa cuits à la poêle

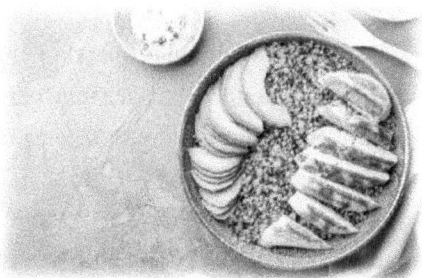

Temps de préparation : 30 min

Durée totale : 40 min

Ingrédients :

- 1 boîte de haricots noirs égouttés et rincés (400g)
- 1 boîte de tomates en dés (400g)
- 1 avocat coupé en tranches, pour servir
- 1 cuillère à soupe de bouillon de poule à faible teneur en sodium
- 1 cuillère à soupe de maïs
- 1 cuillère à soupe de quinoa séché
- 1 petit oignon jaune coupé en morceaux
- 1 piment poblano sans graines et haché
- Tranches de citron vert pour servir
- Sel
- 1 cuillère à soupe d'huile d'olive extra vierge
- 1 cuillère à soupe de concentré de tomates
- 1 cuillère à café de cumin
- 1 cuillère à café de piment en poudre
- 1 cuillère à café d'origan séché
- ¼ tasse de coriandre fraîchement haché
- 2 livres de cuisses de poulet désossées et sans la peau (environ 6)
- 3 gousses d'ail hachées
- Crème aigre, pour servir
- Piment de cayenne
- Poivre noir fraîchement moulu
- Jus d'un citron vert

Préparation :

1. Assaisonnez les cuisses avec le piment en poudre, du sel et du poivre.
2. Dans une poêle, faites cuire le poulet avec de l'huile.
3. Réduisez le feu et ajoutez l'oignon et le piment poblano. Faites cuire pendant 5 minutes. Ajoutez le concentré de tomate et remuez pour enrober les légumes.
4. Versez le bouillon, les haricots, le maïs et le quinoa. Ajoutez le cumin, l'origan et le piment de Cayenne. Salez.
5. Laissez mijoter pendant 20 minutes. Retirez le couvercle et poursuivez la cuisson.
6. Retirez le poulet de la poêle, ajoutez la coriandre et le jus de citron vert.
7. Servez le quinoa avec le poulet, l'avocat, la crème aigre et les tranches de citron vert.

103. Fajitas au poulet

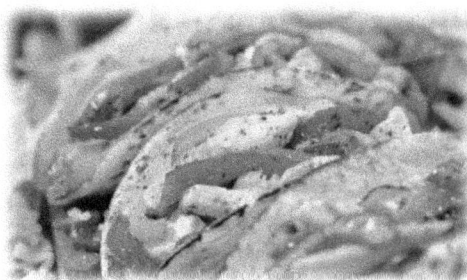

Temps de préparation : 20 min

Durée totale : 25 min

Ingrédients :

- 2 cuillères à café de cumin
- 1 livre de poitrines de poulet désossées et sans la peau
- Sel
- Poivre noir fraîchement moulu
- Tortillas, pour servir
- ½ tasse + 1 cuillère à soupe d'huile d'olive extra vierge
- ½ cuillère à café de flocons de

- 2 poivrons coupés en fines tranches
- 1 gros oignon coupé en fines tranches
- piment rouge écrasés
- ¼ tasse de jus de citron vert (3 citrons)

Préparation :

1. Dans un bol, mélangez une demi-tasse d'huile, le jus de citron vert, le cumin et les flocons de piment rouge.
2. Ajoutez le poulet dans le bol et mélangez. Laissez-le mariner pendant 30 minutes.
3. Faites chauffer la cuillère à soupe d'huile dans une poêle, mettez-y le poulet et faites-le cuire pendant 8 minutes.
4. Laissez reposer, puis coupez en lamelles.
5. Mettez les poivrons et l'oignon dans la poêle, faites cuire pendant 5 minutes.
6. Ajoutez le poulet et remuez.
7. Servez avec des tortillas.

104. Pilons de poulet frits avec Air fryer

Temps de préparation : 40 min

Durée totale : 40 min

Ingrédients :

- 1 ½ cuillère à café de gingembre frais râpé
- ½ cuillère à café de cannelle de Chine ou un mélange d'épices
- 2 livres de cuisses de poulet (environ 8)
- 3 gousses d'ail râpées
- 1 cuillère à soupe de miel
- 6 cuillères à soupe de sauce soja
- Oignons de printemps tranchés, pour servir
- Feuilles de coriandre fraîche, pour servir
- Graines de sésame grillées, pour servir

Préparation :

1. Mettez la sauce soja, l'ail, le gingembre, les épices et le miel dans un bol. Placez les pilons et remuez.
2. Couvrez-les d'une pellicule plastique et mettez-les au réfrigérateur. Laissez mariner le poulet pendant une demi-heure et retournez-le.
3. Préchauffez la friteuse à 190°C. En travaillant par lots, ajoutez les cuisses dans la friteuse et assurez-vous de réserver la marinade. Faire frire chaque lot pendant 10 minutes.
4. Transférez la marinade dans une casserole et portez-la à ébullition à feu vif. Réduisez le feu et laissez épaissir la sauce.
5. Badigeonnez les pilons de sauce, retournez-les et continuez à les faire sauter.
6. Ajoutez les cuisses cuites dans la sauce et remuez pour les enrober.
7. Décorez avec des oignons de printemps, de la coriandre et des graines de sésame.

105. Poulet au parmesan frit avec Air fryer

Temps de préparation : 30 min

Durée totale : 40 min

Ingrédients :

- 1 cuillère à soupe de sauce Marinara
- 1 cuillère à soupe de chapelure Panko
- 1 cuillère à soupe de mozzarella râpée
- 1 cuillère à café d'origan séché
- ¼ tasse de parmesan fraîchement râpé
- 2 gros œufs
- 2 grosses poitrines de poulet désossées et sans la peau
- Persil frais haché, pour la garniture
- Poivre noir fraîchement moulu
- Sel

- ½ cuillère à café de flocons de piment rouge écrasé
- ½ cuillère à café de poudre d'ail
- 1/3 cuillère à soupe de farine

Préparation :

1. Coupez le poulet en crapaudine.
2. Mettez la farine dans un bol, assaisonnez de sel et de poivre.
3. Dans un autre bol, battez les œufs.
4. Dans un troisième bol, placez la chapelure, le parmesan, l'origan, les flocons de piment rouge et la poudre d'ail.
5. Préparez une poitrine à la fois :
6. Enrobez le poulet de farine.
7. Plongez-le dans les œufs, égouttez.
8. Placez-le dans le mélange à base de chapelure.
9. Travaillez par lots et faites frire chaque lot pendant 5 minutes à 205°C.
10. Répartissez le poulet dans les assiettes et garnissez avec du persil.

106. Échine de porc instantanée

Temps de préparation : 40 min

Durée totale : 40 min

Ingrédients :

- 1 cuillère à soupe d'huile d'olive extra vierge
- 1 livre d'échine de porc coupé en diagonale
- ½ cuillère à café de cumin moulu
- 2 cuillères à café de poudre de piment
- Poivre noir fraîchement moulu
- Sel
- ¼ cuillère à café de poudre d'ail

Préparation :

1. Salez et poivrez la viande, chauffez l'huile, ajoutez le porc, faire revenir pendant 6 minutes. Assaisonnez avec la poudre de piment, le cumin et la poudre d'ail.
2. Versez une tasse d'eau, ajoutez la viande et laissez cuire pendant 5 minutes.
3. Laissez reposer pendant 5 minutes et coupez.

107. Côtelettes de porc au four

Temps de préparation : 40 min

Durée totale : 40 min

Ingrédients :

- 4 côtelettes d'échine de porc
- Sel
- Poivre noir fraîchement moulu
- 1 cuillère à soupe de romarin fraîchement haché
- 2 gousses d'ail hachées
- ½ tasse de beurre fondu
- 1 cuillère à soupe d'huile d'olive extra vierge

Préparation :

1. Préchauffez le four à 190°C. Assaisonnez les côtelettes.
2. Mélangez le beurre, le romarin et l'ail.
3. Chauffez l'huile d'olive à feu moyen-élevé. Faites dorer les côtelettes pendant 4 minutes. Badigeonnez de beurre à l'ail.
4. Placez le plat dans le four et faites cuire pendant 12 minutes.

108. Tacos al pastor

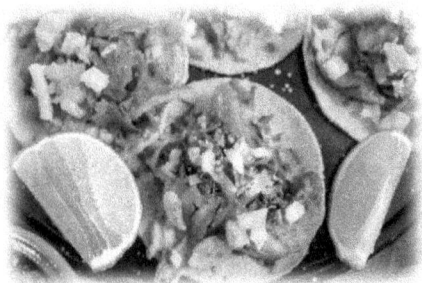

Temps de préparation : 40 min

Durée totale : 5 heures

Ingrédients :

Pour la pâte d'achiote

- 1 cuillère à soupe de graines de coriandre
- 1 cuillère à soupe de grains de cumin
- 2 cuillères à café d'origan séché
- 1 cuillère à café de grains de poivre noir
- 1 cuillère à café de graines de moutarde
- 5 baies de poivre
- 4 gousses d'ail
- 2 cuillères à soupe de vinaigre de cidre de pomme
- 1 cuillère à café de sel
- 1/3 cuillère à soupe de jus d'orange

19. Pour le porc
- 1 cuillère à soupe d'huile d'olive extra vierge et plus pour le gril
- 1 cuillère à café de cannelle moulue
- ½ cuillère à café de poivre noir fraîchement moulu
- 1/3 cuillère à café de jus d'ananas
- ¼ tasse de pâte d'achiote
- 2 cuillères à soupe de sucre brun
- 2 cuillères à soupe de vinaigre de cidre de pomme
- 2 cuillères à café de sel
- 2 livres d'épaule de porc désossée, en tranches de 1,5 cm d'épaisseur

- ¼ tasse d'huile d'olive extra vierge
- ¼ tasse de graines d'achiote
- 200 g d'ananas coupé en morceaux
- 3 piments de arból sec et sans les graines
- 3 piments guajillo
- 3 gousses d'ail
- 1 oignon haché
- Tortillas de maïs ou de farine de blé
- 1 cuillère à soupe de coriandre hachée

Préparation :

1. Pour la pâte d'achiote : dans une poêle, faites chauffer l'huile et ajoutez la coriandre, l'achiote, le cumin, l'origan, les grains de poivre, les graines de moutarde et les baies. Dans un robot culinaire, mixez les graines d'achiote avec le sel et le vinaigre. Mélangez aux autres ingrédients jusqu'à obtenir une pâte lisse.

2. Pour les tacos, faites chauffer l'huile, ajoutez les piments et faites-les griller pendant une minute. Dans un mixeur, mettez les piments, le jus d'ananas, la pâte d'achiote, le vinaigre, l'ail, le sucre, le sel, la cannelle et le poivre.

3. Mettez la viande dans un bol et ajoutez la marinade. Laissez-la mariner pendant 4 heures.

4. Préchauffez le gril et faites griller la viande pendant 6 minutes.

5. Placez les morceaux d'ananas et d'oignon et faites-les cuire jusqu'à ce qu'ils soient caramélisés.

6. Placez les tortillas sur le gril et faites-les cuire pendant une minute.

7. Remplissez les tortillas chaudes avec la viande, les ananas, l'oignon et la coriandre hachée.

109. Filet de porc grillé

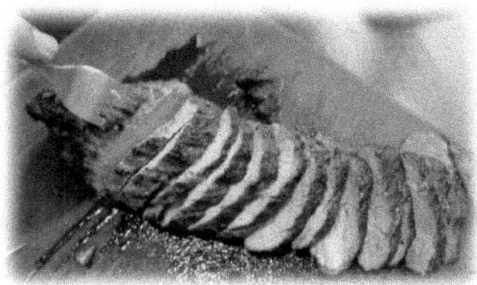

Temps de préparation : 60 min

Durée totale : 90 min

Ingrédients :

Pour le porc :

- 1 ½ livre de filet de porc
- 1 cuillère à café de cumin moulu
- 1 cuillère à café de sel
- 2 cuillères à soupe d'huile d'olive extra vierge
- 2 cuillères à soupe de sucre brun
- 2 cuillères à café de paprika fumé
- Zeste d'un citron
- ½ cuillère à café de flocons de piment rouge écrasés

Pour la sauce aux herbes :

- 2 oignons de printemps coupés en fines lamelles (uniquement la partir blanche et vert clair)
- 2 gousses d'ail hachées
- 3 cuillères à soupe de vinaigre de vin rouge
- 2 cuillères à soupe de feuilles d'origan frais
- Sel
- Poivre noir fraîchement moulu
- ½ tasse de persil frais finement haché
- ¼ tasse d'huile d'olive extra vierge

Préparation :

1. Dans un bol, mélangez le zeste, le sucre, le paprika, le cumin, le sel et l'huile. Badigeonnez le mélange obtenu sur le porc.

2. Préparez le gril à feu moyen-élevé, préchauffez-le 5 minutes ou faites chauffer la poêle à feu moyen. Griller le porc pendant 20 minutes.

3. Pour la sauce, mélangez les oignons de printemps, le persil, l'huile, l'ail, le vinaigre, l'origan et le poivre. Assaisonnez de sel et de poivre.

4. Coupez le porc en tranches, placez-les sur une assiette. Versez la sauce et servez.

110. Poitrine de porc rôtie à la vietnamienne

Temps de préparation : 3 h

Durée totale : 4 h

Ingrédients :

- Pour le porc :
- 1 cuillère à soupe de vinaigre blanc distillé (ou le jus d'un citron vert)
- 2 ½ livres de poitrine de porc
- 2 cuillères à soupe de sel
- Pour la marinade :
- 1 échalote
- 1 cuillère à café de poivre noir
- ½ cuillère à soupe de sel
- ¼ tasse de sucre cristallisé

- Pour la sauce :
- 5 cuillères à soupe d'eau de coco
- 1 oignon jaune coupé en 2
- 2 piments œil oiseaux thaïlandais, équeutés (facultatif)
- 2 ½ cuillères à soupe d'huile de cuisine
- ½ tasse de sauce de poisson
- ¼ tasse de sucre cristallisé
- 2 cuillères à soupe de sauce de poisson
- 4 gousses d'ail

Préparation :

1. Pour préparer la viande, mettez la poitrine de porc dans une casserole, remplissez d'eau et

91

couvrez. Ajoutez le sel et le vinaigre. Laissez tremper pendant 15 minutes, égouttez et rincez la viande. Remettez-la ensuite dans la casserole.

2. Versez de l'eau fraîche et portez à ébullition. Égouttez et rincez sous l'eau courante, pour éliminer les impuretés de la viande.

3. Coupez la viande en cubes.

4. Pour la marinade, broyez les échalotes, l'ail, et le sel jusqu'à obtenir une pâte homogène.

5. Enduisez les cubes de porc avec la pâte. Ajoutez de l'ail, le sucre, la sauce de poisson et le poivre. Laissez mariner pendant 30 minutes.

6. Faites cuire la viande sans la rincer et réservez la marinade. Pour cela, faites chauffer la poêle à feu moyen, ajoutez le sucre et laissez-le caraméliser.

7. Augmentez le feu sous les morceaux de porc et remuez bien.

8. Ajoutez l'eau de coco, la sauce de poisson, l'oignon, les piments et la marinade. Portez l'eau de coco à ébullition et réduisez le feu à moyen. Laissez à découvert pour réduire la chaleur. Retirez la mousse.

9. Après deux heures, le liquide doit avoir réduit de moitié. Retirez les moitiés d'oignon et les piments.

10. Éteignez le feu et servez.

111. Porc effiloché à la cocotte-minute

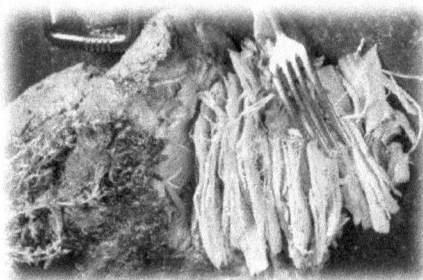

Temps de préparation : 60 min

Durée totale : 7 heures

Ingrédients :

- 1 oignon finement haché
- 3 cuillères à soupe de concentré de tomate
- 1 cuillère à café de paprika
- 1 cuillère à café de poudre d'ail
- 1 cuillère à café de moutarde en poudre
- 1 cuillère à café de cumin
- Sel
- Poivre noir fraîchement moulu
- Salade de chou, pour servir
- Petits pains, pour servir
- 1 épaule de porc (3 à 4 livres) sans trop de gras
- ¼ tasse de vinaigre de cidre de pomme
- ¾ cuillère à soupe de sauce tomate

Préparation :

1. Mélangez l'oignon, la sauce tomate, le concentré de tomate, le vinaigre de cidre de pomme et les épices.

2. Salez et poivrez l'épaule de porc. Ajoutez-la à la cocotte-minute avec le mélange précédent et couvrez jusqu'à ce qu'elle soit tendre.

3. Laissez mijoter pendant environ 6 heures à feu doux.

4. Retirez de la poêle et transférez dans un plat.

5. Effilochez la viande avec deux fourchettes et mélangez-la avec le jus de la cocotte.

6. Servez.

112. Tajine d'agneau marocain

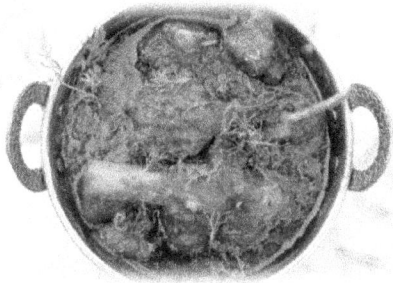

Temps de préparation : 40 min

Durée totale : 40 min

Ingrédients :

- 1 cuillère d'abricots secs
- 1 bâton de cannelle
- 1 oignon moyen haché
- ½ cuillère à café de curcuma moulu
- ½ cuillère à café de coriandre moulue
- ½ tasse de flocons d'amande grillés
- ¼ cuillère à café de cardamome moulue
- ¼ cuillère à café de noix moulues
- Poivre noir fraîchement moulu
- Sel
- 1 petite pincée de safran
- Feuilles de menthe hachées, pour garnir
- ¼ cuillère à café de clous de girofle en poudre
- 2 cuillères à soupe de concentré de tomate
- 2 cuillères à café de gingembre fraîchement haché
- 3 cuillères à soupe de bouillon de poule à faible teneur en sodium
- 3 cuillères à soupe d'huile d'olive extra vierge
- 4 gousses d'ail hachées
- 4 livres d'agneau désossé
- Semoule cuite, pour garnir

Préparation :

1. Dans un plat, mélangez l'agneau avec deux cuillères à café de sel. Laissez reposer.

2. Placez le bouillon de poule dans une casserole à feu moyen, retirez-le du feu et ajoutez les abricots secs.

3. Faites chauffer l'huile dans un plat à tajine, placez-y l'agneau et faites-le cuire jusqu'à ce qu'il soit doré. Retirez l'agneau.

4. Réduisez le feu et ajoutez l'oignon. Faites cuire pendant 5 minutes. Ajoutez l'ail et le gingembre.

5. Ajoutez le bâton de cannelle, le safran et les épices. Faites cuire jusqu'à ce qu'ils soient grillés.

6. Portez à ébullition, jusqu'à ce que l'agneau soit tendre.

7. Retirez du feu et ajoutez la coriandre. Garnissez d'amandes, de menthe et de coriandre.

113. Poitrine de poulet farcie aux épinards

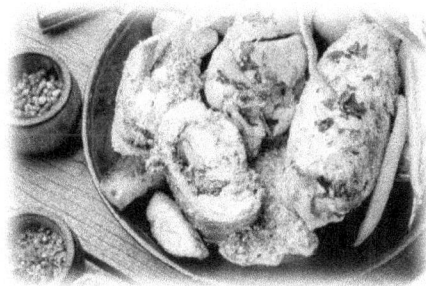

Temps de préparation : 60 min

Durée totale : 60 min

Ingrédients :

- 1 cuillère à soupe de mozzarella râpée, divisée en 2 portions
- 4 tranches de bacon coupées en 4 morceaux
- Poivre noir fraîchement moulu

- ½ tasse d'épinards congelés rincés et séchés
- 1/3 cuillère à soupe de cœurs d'artichauts en conserve hachés
- 2 cuillères à soupe d'huile d'olive extra vierge
- Sel
- 1 pincée de flocons de piment rouge écrasés
- 4 poitrines de poulet désossées et sans la peau
- 110 g de fromage à la crème (cream cheese)

Préparation :

1. Chauffez le four à 205°C.
2. Coupez le poulet en deux dans le sens de la largeur, faites-y des incisions, et assaisonnez de sel et de poivre.
3. Dans un bol, mélangez le fromage à la crème, les cœurs d'artichauts, 1/2 tasse de mozzarella, assaisonnez de sel, de poivre et d'une pincée de flocons de piment rouge.
4. Remplissez une incision sur deux avec le mélange à base de fromage à la crème et les incisions restantes avec du bacon. Saupoudrez avec la demi-tasse de mozzarella et arrosez d'huile.
5. Faites cuire jusqu'à ce que le poulet soit cuit.
6. Peut être accompagné avec des poivrons rouge et jaunes

114. Bols de viande à base de céréales

Temps de préparation : 60 min

Durée totale : 70 min

Ingrédients :

Pour la marinade

- 2 gousses d'ail hachées
- Poivre noir fraîchement moulu
- ½ avocat moyen
- ½ tasse de crème aigre
- 3 cuillères à soupe de vinaigre de vin rouge
- 1 cuillère à soupe de jus de citron vert
- Poivre noir fraîchement moulu
- 1 pincée de flocons de piment rouge
- 1 livre de bavette
- 1 ½ cuillère à café de sel
- ¼ tasse d'huile d'olive extra vierge
- ¾ cuillère à soupe de feuilles de coriandre
- ¾ cuillère à soupe de feuilles de persil frais
20. Pour la sauce crémeuse au jalapeno :
- 1 piment jalapeño sans la queue ni les graines
- ¼ tasse de coriandre fraîche
- 3 cuillères à soupe de jus de citron vert
- Sel

Pour les bols :

- 1 boîte (450 ml) de haricots noirs rincés et égouttés
- 1 cuillère à soupe de farro rincé
- 1 cuillère à soupe de maïs en grains
- 1 cuillère à soupe de tomates cerises coupées en deux
- Avocat et feta coupés en morceaux, pour servir
- Sel
- 4 cuillères à soupe de roquette
- 1 gousse d'ail
- 4 cuillères à soupe d'eau

Préparation :

1. Pour la marinade, placez la coriandre, le persil, l'huile, l'ail, le vinaigre, le jus de citron vert, le sel, le poivre noir et les flocons de piment rouge dans un robot culinaire. Mixez le tout. Laissez mariner et mettez de côté.
2. Placez la viande dans la marinade et massez. Laissez reposer 30 minutes.
3. Pour la sauce à la crème, mélangez l'avocat, le jalapeño, la crème aigre, l'ail et le jus de citron vert dans un mixeur. Assaisonnez avec du sel et du poivre.

4. Pour les bols, faites bouillir de l'eau avec du sel. Ajoutez le farro, réduisez le feu et laissez reposer pendant 30 minutes.

5. Faites cuire le steak dans une poêle moyen pendant 8 minutes. Transférez sur un plateau pendant 10 minutes.

6. Faites cuire le maïs jusqu'à ce qu'il soit doré, remuez et continuez pendant 2 minutes supplémentaires.

7. Répartissez la roquette, garnissez de farro, de maïs, de haricots noirs, de tomates, de steak et d'avocat.

8. Arrosez avec la sauce à la crème et garnissez de feta.

115. Boulettes de viande et spaghettis de courgette (zoodles) au beurre à l'ail

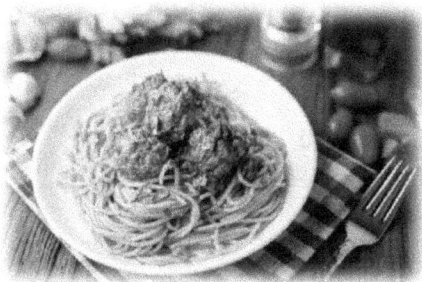

Temps de préparation : 40 min

Durée totale : 40 min

Ingrédients :

- 1 grand œuf battu
- 1 livre de poulet émietté
- 1 livre de zoodles
- ¼ cuillère à café de flocons de piment rouge écrasés
- 2 cuillères à soupe d'huile
- 2 cuillères à soupe de persil fraîchement haché
- 4 cuillères à soupe de beurre
- 5 gousses d'ail hachées et divisées en 5 portions
- Jus de ½ citron

d'olive extra vierge

- Poivre noir fraîchement moulu
- Sel

Préparation :

1. Dans un bol, placez le poulet haché, deux gousses d'ail, l'œuf, le fromage, le persil et les flocons de piment rouge. Salez et poivrez.

2. Faites chauffer l'huile dans une poêle et faites-la cuire jusqu'à ce qu'elle soit dorée. Transférez dans une assiette et essuyez la poêle avec du papier absorbant.

3. Faites fondre le beurre et ajoutez l'ail haché. Faites cuire.

4. Ajoutez les spaghettis de courgette (zoodles). Mélangez avec le beurre à l'ail et le jus de citron.

5. Transférez les boulettes de viande dans la poêle et faites chauffer.

6. Garnissez de parmesan.

116. Côtelettes de porc glacées au miel et à la sauce à la mangue

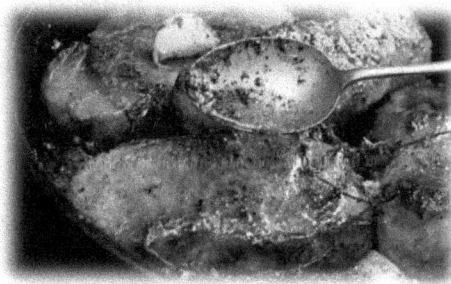

Temps de préparation : 50 min

Durée totale : 60 min

Ingrédients :

- Huile végétale, pour le gril
- 1 cuillère à soupe de sauce soja à faible
- 1 piment jalapeño finement haché
- 2 cuillères à soupe d'huile

teneur en sodium

- 1 cuillère à café de moutarde de Dijon
- 1 cuillère à café de gingembre épluché fraichement moulu
- 1 cuillère à café de paprika
- Sel
- Poivre noir fraîchement moulu
- 2 mangues bien mûres, pelées et coupés en morceaux de 1,5 cm

d'olive extra vierge

- 2 cuillères à soupe de jus de citron frais
- ½ tasse de sauce tomate
- ½ tasse d'oignon rouge haché
- 1/3 cuillère à soupe de miel
- 4 côtelettes de porc avec os de 3 cm d'épaisseur (environ 1,6 kg au total)
- ¼ tasse de feuilles de coriandre hachées

Préparation :

1. Préchauffez le gril.
2. Dans un bol, mélangez la sauce tomate, le miel, la sauce soja, la moutarde, le gingembre et le paprika.
3. Assaisonnez les côtelettes avec du sel et du poivre.
4. Grillez le porc, retournez-le et badigeonnez-le de glaçage. Faites cuire 3 minutes de plus.
5. Mélangez la mangue, le piment jalapeño, l'oignon, la coriandre, l'huile d'olive, le jus de citron et une demi-cuillère à café de sel.
6. Versez le glaçage restant et la sauce à la mangue sur les côtelettes de porc.

117. Steak de bœuf grillé avec salade rouge

Temps de préparation : 40 min

Durée totale : 40 min

Ingrédients :

- 1 steak de bœuf (2 livres)
- 2 cuillères à café de sel
- Huile pour légumes, gril ou poêle à frire

Pour le beurre :

- 1 cuillère à soupe de cacahuètes grillées sans sel
- 1 cube de bouillon de poule (environ 1 cuillère à café)
- 1 cuillère à soupe de piment de Cayenne
- 2 cuillères à café de poudre d'ail
- 2 cuillères à café de poudre d'oignon
- 2 cuillères à café de paprika fumé
- 1 cuillère à café de gingembre en poudre

Pour la salade :

- 2 cuillères à soupe d'huile végétale
- Sel
- 1 cuillère à soupe de jus de citron frais
- 225 g de tomates cerises
- 225 g de concombre (environ 12 cm de long) coupé en demi-rondelles
- 1 gros oignon rouge coupé en rondelles de 0,5 cm de large
- ¼ tasse de feuilles de coriandre frais
- ¾ cuillère à café de sel
- 4 cuillères à soupe de beurre non salé

Préparation :

1. Séchez le steak en le tapotant et assaisonnez-le.
2. Préparez le gril et faites-le cuire à votre goût.
3. Transférez le steak sur une planche à découper.
4. À l'aide d'un moulin à épices, broyez les cacahuètes et le cube de bouillon de poule jusqu'à ce que le mélange soit fin et friable. Transférez dans un petit bol. Ajoutez le piment de Cayenne, la poudre d'ail, la poudre

d'oignon, le paprika, le gingembre, le sel et mélangez bien le tout.

5. Dans une casserole, faites fondre le beurre et laissez-le cuire pendant 5 minutes. Versez le beurre sur le mélange d'épices et fouettez. Réservez.

6. Pour la salade, préchauffez la poêle à frire. Arrosez l'oignon d'une cuillère à soupe d'huile, assaisonnez de sel. Faites roussir les oignons et laissez-les refroidir.

7. Dans un bol, mélangez le jus de citron, les épices, le sel, les tomates, le concombre, la coriandre, et l'oignon.

8. Coupez le steak en tranches et servez-le avec le beurre et la salade à part.

118. Brochettes de porc à la sauce au concombre

Temps de préparation : 30 min

Durée totale : 40 min

Ingrédients :

Pour la sauce au concombre :

- 1 piment œil d'oiseau thaïlandais finement tranché (facultatif)
- 1 cuillère à soupe de coriandre fraîche, finement hachée
- 1 cuillère à café + 2 cuillères à café de jus de citron vert
- 1 gousse d'ail émincée
- ¼ tasse de concombre finement haché
- 2 cuillères à soupe de sucre cristallisé
- 2 cuillères à soupe de sauce de poisson
- 6 cuillères à soupe d'eau chaude
- Poivre noir fraîchement moulu
- 3 cuillères à soupe de sauce soja à teneur réduite en sodium

Pour les brochettes :

- 1 cuillère à café d'huile végétale, plus pour la cuisson
- 1 grand daïkon pelé et coupé en morceaux d'environ 1,5 cm
- 1 livre de côtelettes de porc épaisses, coupées en morceaux
- d'environ 2,5 cm
- 2 cuillères à soupe d'eau
- 2 cuillères à soupe de sauce de poisson
- 2 grandes carottes pelées coupées en morceaux de 2,5 cm
- 3 cuillères à soupe de miel
- Sel

Préparation :

1. Mélangez les ingrédients de la sauce au concombre dans un récipient. Placez-le au réfrigérateur.

2. Préparez les brochettes. Pour cela, mélangez dans un grand bol la sauce soja, le miel, la sauce de poisson et l'huile. Déposez la viande, couvrez d'une pellicule plastique et réfrigérez pendant une heure.

3. Dans un bol, mettez les carottes, deux cuillères à soupe d'eau, couvrez le bol avec un film plastique en le perçant plusieurs fois.

4. Transférez au micro-ondes pendant 3 minutes.

5. Retirez la viande de la marinade et portez-la à ébullition. Baissez le feu, laissez cuire et réduisez la sauce légèrement.

6. Préchauffez le gril à feu moyen, embrochez le porc. Enduisez-le avec une huile neutre.

7. Faites griller les brochettes pendant 5 minutes de chaque côté.

8. Badigeonnez les brochettes avec la sauce au concombre.

119. Côtelettes de porc croustillantes cuites à l'Air fryer

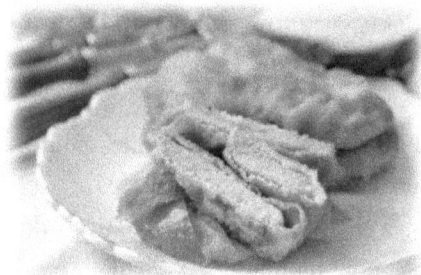

Temps de préparation : 25 min

Durée totale : 30 min

Ingrédients :

- 1 cuillère à café de poudre d'oignon
- 1 cuillère à café de paprika fumé
- 1 cuillère à café de poudre d'ail
- 1 cuillère à café de sel
- ½ cuillère à café de poivre noir fraîchement moulu
- ½ tasse de fromage parmesan finement râpé
- 2 cuillères à soupe d'huile d'olive extra vierge
- 4 côtelettes de porc désossées d'environ 2,5 cm d'épaisseur

Préparation :

Dans un bol, mélangez le fromage, l'ail, le sel, l'oignon, le paprika et le poivre noir.

1. Séchez les côtelettes de porc et badigeonnez les deux côtés avec la sauce au parmesan.
2. Placez les côtelettes dans le panier de l'Air fryer.
3. Faites-les cuire à 190°C pendant 9 minutes, en les retournant à mi-cuisson.
4. Laissez reposer les côtelettes pendant 10 minutes.

120. Le meilleur pain de viande classique

Temps de préparation : 60 min

Durée totale : 70 min

Ingrédients :

- 1 oignon finement haché
- 1 cuillère à soupe de beurre
- 1 cuillère à soupe de concentré de tomates
- 1 cuillère à café de feuilles de thym frais hachées
- 1 cuillère à café de sauce anglaise
- 1 gousse d'ail émincée
- 1 branche de céleri finement haché
- ½ tasse de sauce tomate
- 2 cuillères à soupe de sucre brun
- 2 gros œufs légèrement battus
- 2 livres de bœuf haché
- Persil frais haché, pour servir
- Poivre noir fraîchement moulu
- Sel
- Spray de cuisson
- ½ tasse de chapelure
- 1 carotte finement hachée

Préparation :

1. Préchauffez le four à 175°C. Dans une poêle, mettez le beurre, l'oignon, la sauce anglaise, le concentré de tomates, la carotte et le céleri.
2. Assaisonnez avec du sel et du poivre. Faites cuire en remuant jusqu'à ce que les légumes soit tendres. Ajoutez le thym et l'ail, faites cuire jusqu'à ce qu'ils soient parfumés.
3. Dans un récipient, mélangez les légumes, le bœuf haché, la chapelure, les œufs et pressez le tout.
4. Dans un bol, mélangez la sauce tomate et le sucre.

5. Badigeonnez le pain de viande de spray de cuisson et faites-le cuire au four pendant 45 minutes.

6. Arrosez avec le mélange de sauce tomates et faites cuire au four pendant 20 minutes supplémentaires.

121. Filet de poulet et légumes rôtis :

Temps de préparation : 15 min

Durée totale : 25 min

Ingrédients :

Ingrédients pour le poulet :

- 4 filets de poulet
- 2 cuillères à soupe d'huile d'olive
- 1 cuillère à soupe de curcuma en poudre
- 1 cuillère à café de gingembre en poudre
- 1 gousse d'ail, hachée finement
- Sel et poivre noir, au goût

Ingrédients pour les légumes rôtis :

- 2 courgettes, coupées en rondelles
- 1 poivron rouge, coupé en lanières
- 1 oignon rouge, émincé
- 2 cuillères à soupe d'huile d'olive
- 1 cuillère à café de curcuma en poudre
- 1 cuillère à café de cumin en poudre
- Sel et poivre noir, au goût

Préparation :

Préchauffez le four à 200°C.

- Dans un petit bol, mélangez l'huile d'olive, le curcuma, le gingembre, l'ail, le sel et le poivre. Badigeonnez chaque filet de poulet avec ce mélange d'épices et placez-les dans un plat allant au four.

- Dans un grand bol, mélangez les courgettes, les poivrons, l'oignon, l'huile d'olive, le curcuma, le cumin, le sel et le poivre.

- Étalez les légumes sur une plaque de cuisson recouverte de papier sulfurisé.

- Placez le plat de poulet et la plaque de légumes au four et faites cuire pendant 20-25 minutes, ou jusqu'à ce que le poulet soit cuit à cœur et les légumes soient tendres et légèrement dorés.

- Servez les légumes chauds avec le poulet anti-inflammatoire pour un plat complet et sain.

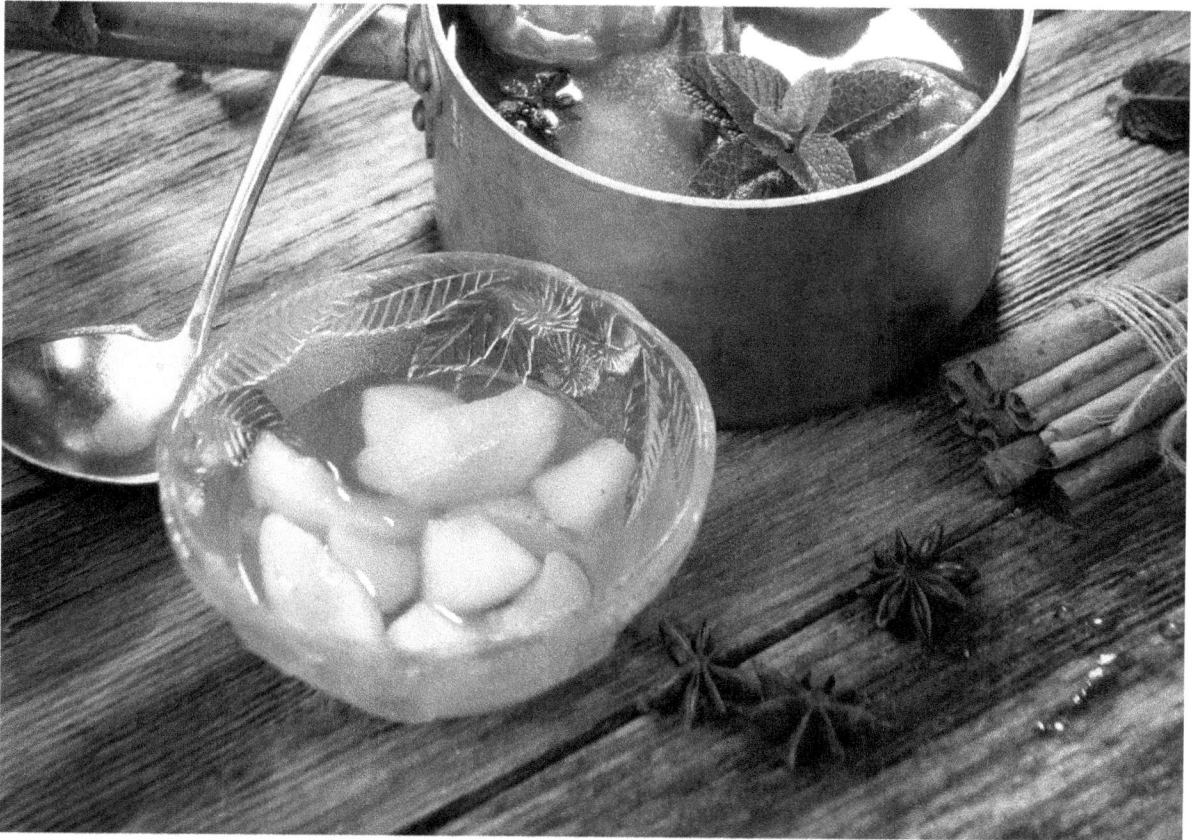

SNACK
ET GOÛTER

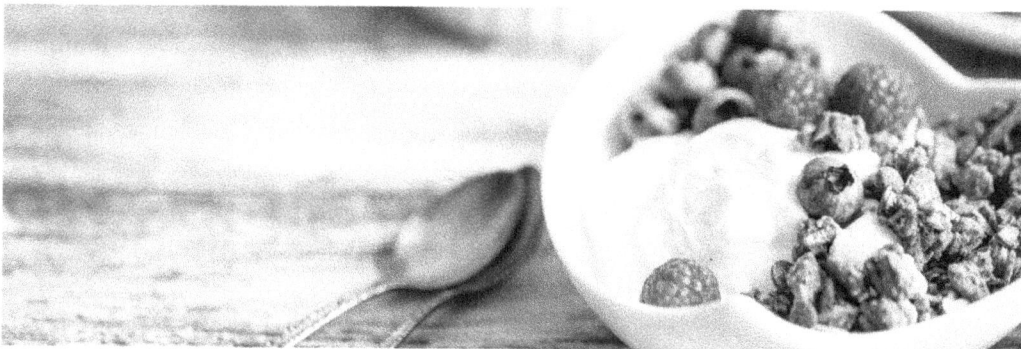

made
with
love

122. Flocons d'avoine

Temps de préparation : 5 min

Durée totale : 5 min

Ingrédients :

- 1 tasse d'eau
- ½ tasse de flocons d'avoine
- Beurre de cacahuète
- ¼ cuillère à café de cannelle
- ½ tasse de baies
- Sirop d'érable

Préparation :

1. Portez une tasse d'eau à ébullition dans une petite casserole. Ajoutez une demi-tasse de flocons d'avoine. Faites cuire à feu moyen pendant environ 5 minutes, en remuant de temps en temps.
2. Retirez du feu et ajoutez 2 cuillères à café de beurre de cacahuète ou d'amande. Saupoudrez de cannelle et ajoutez les baies ou les fruits rouges.
3. Recouvrez le tout d'une cuillère à café de sirop d'érable.

123. Lait d'amande au curcuma et à la cannelle

Temps de préparation : 5 min

Durée totale : 5 min

Ingrédients :

- 1 cuillère à soupe de miel
- 1 cuillère à café de cannelle
- 3 cuillères à café de curcuma en poudre
- 3 verres de lait d'amande

Préparation :

1. Pour préparer le lait d'amande, passez-le au tamis, puis au mixeur, en y ajoutant la poudre de curcuma et la cannelle.

2. Après avoir obtenu une boisson homogène, sucrez-la avec un peu de miel.
3. Servez chaud ou froid.
4. Consommez de préférence le matin, mais vous pouvez aussi répéter l'opération dans l'après-midi.

124. Collation rapide de compote de pommes

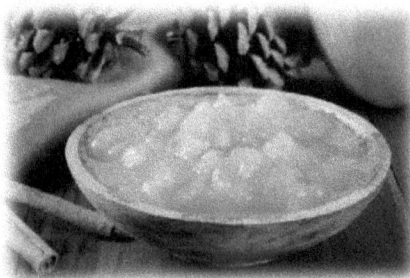

Temps de préparation : 5 min

Durée totale : 5 min

Ingrédients :

- ½ cuillère à café de cannelle
- 1 ½ cuillère à café d'amandes grillées
- ¼ tasse de compote de pommes non sucrée
- ¼ tasse de fromage blanc faible en matières grasses

Préparation :

1. Mélangez le fromage blanc et la compote de pommes dans un bol.
2. Incorporez la cannelle, mélangez et garnissez d'amandes.

125. Yaourt à la myrtille

Temps de préparation : 5 min

Durée totale : 5 min

Ingrédients :

- 1 tasse de fraises fraiches, congelées ou décongelées
- 1 tasse de yaourt grec à 0% de matières grasses
- 2 cuillères à soupe de noix concassées
- ¾ tasse de myrtilles fraiches, congelées ou décongelées

Préparation :

1. Mélangez le yaourt avec les noix et les fruits jusqu'à ce que les fruits soient entièrement recouverts.

126. Choux de Bruxelles avec sauce aux haricots noirs et à l'ail

Temps de préparation : 5 min

Durée totale : 5 min

Ingrédients :

- Poivre noir
- 2 ½ tasse de choux de Bruxelles coupés en quarts
- 1 ½ cuillère à café d'huile d'olive vierge
- ½ cuillère à café de flocons de piment rouge
- 1 ½ cuillère à soupe de sauce aux haricots noirs et à l'ail

Préparation :

1. Mettez l'huile et les flocons de piment rouge dans une poêle à feu moyen.
2. Ajoutez les choux et faites-les cuire pendant 5 minutes.
3. Ajoutez la sauce aux haricots noirs et à l'ail et remuez jusqu'à ce que les haricots soient bien enrobés.
4. Ajoutez une pincée de poivre noir moulu.
5. Retirez du feu et servez immédiatement.

127. Salade de crevettes aux mûres

Temps de préparation : 10 min

Durée totale : 10 min

Ingrédients :

- ½ cuillère à café d'huile d'olive extra vierge
- ½ tasse de pousses d'épinards
- ½ tasse de mûres
- ½ tasse de poivron jaune haché
- 2 crevettes moyennes cuites, réfrigérées, et coupées en morceaux
- 2 cuillères à café de jus de citron
- 2 gouttes de nectar d'agave
- Sel et poivre

Préparation :

1. Mélangez l'huile, le jus de citron et le nectar d'agave avec une fourchette.
2. Mélangez les épinards et le poivron avec cette vinaigrette et transférez dans une assiette.
3. Garnissez de mûres et de crevettes.

128. Bon dessert ou collation à base de baies

Temps de préparation : 10 min

Durée totale : 10 min

Ingrédients :

- 5 fraises
- 1 cuillère à café de jus de citron fraîchement pressé
- 1 cuillère à café de vanille
- 1 cuillère à café de noix concassées
- Stevia à volonté
- 5 myrtilles
- ¼ tasse de fromage ricotta faible en matières grasses écrasé

Préparation :

1. Nettoyez et épluchez les fraises.
2. Fouettez la ricotta avec le jus de citron, la vanille, les noix et le Stevia.
3. Déposez le mélange sur le dessus de chaque fraise.
4. Garnissez-les d'une myrtille et placez-les dans un bol pour qu'elles ressemblent à une étoile, avec des fraises sur les côtés et des myrtilles au centre.

129. Compote de pommes et fromage blanc

Temps de préparation : 5 min

Durée totale : 5 min

Ingrédients :

- Cannelle et gingembre selon vos goûts
- ¼ tasse de compote de pommes non sucrée
- 2 cuillères à café de flocons d'amandes
- ¼ tasse de fromage blanc faible en matières grasses

Préparation :

1. Mélangez la compote de pommes et le fromage blanc.
2. Saupoudrez de gingembre et de cannelle.
3. Garnissez avec des flocons d'amandes.

130. Yaourt aux amandes et aux myrtilles

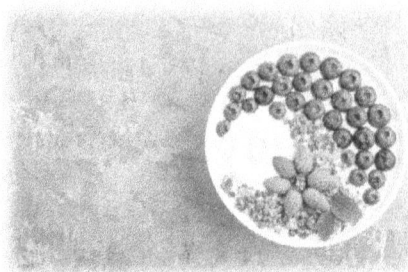

Temps de préparation : 5 min

Durée totale : 5 min

Ingrédients :

- 2 cuillères à café de flocons d'amandes
- 1/3 tasse de myrtilles
- ¼ tasse de yaourt grec allégé en matières grasses

Préparation :

1. Versez tous les ingrédients dans un bol.
2. Mélangez délicatement.

131. Yaourt grec au chocolat avec des fraises

Temps de préparation : 5 min

Durée totale : 5 min

Ingrédients :

- 2 cuillères à café de flocons d'amandes
- 1 ½ cuillère à café de chocolat en poudre
- ¼ tasse de yaourt grec allégé en matières grasses
- ¼ tasse de fraises

Préparation :

1. Incorporez le chocolat en poudre au yaourt grec.
2. Ajoutez les fraises et les amandes.
3. Mélangez délicatement.

132. Vinaigrette à la carotte et au gingembre

Temps de préparation : 5 min

Durée totale : 5 min

Ingrédients :

- 3 cuillères à soupe de sauce soja à faible teneur en sodium
- 2 cuillères à café d'huile d'olive extra vierge
- 2 cuillères à soupe de racine de gingembre râpé
- 1 cuillère à soupe de sauce tahini
- 1 cuillère à soupe d'huile de sésame
- Stevia à volonté
- 2 carottes coupées en deux
- ¼ tasse d'eau

Préparation :

1. Placez tous les ingrédients, sauf les carottes, dans un mixeur. Réduisez-les en purée.
2. Ajoutez les carottes, une par une, et mixez jusqu'à ce que le mélange soit homogène.
3. Ajoutez de l'eau si la vinaigrette semble trop épaisse.

133. Bouchées d'énergie aux noix et aux fruits secs

Temps de préparation : 10 min

Durée totale : 1h10 min

Ingrédients :

- 1 tasse de noix de cajou crues
- 1 tasse de dattes Medjool dénoyautées
- 1/2 tasse de figues séchées
- 1/2 tasse de noix de coco râpée non sucrée
- 1/2 cuillère à café de cannelle moulue
- 1/4 cuillère à café de gingembre moulu
- Une pincée de sel de mer

Préparation :

1. Dans un robot culinaire, mixez les noix de cajou, les dattes et les figues séchées jusqu'à ce qu'ils soient finement hachés et commencent à former une pâte.
2. Ajoutez la noix de coco râpée, la cannelle, le gingembre et le sel de mer, et mélangez à nouveau jusqu'à ce que tous les ingrédients soient bien incorporés.
3. Formez de petites boules de pâte avec vos mains, en utilisant environ 1 cuillère à soupe de mélange pour chaque boule.
4. Placez les boules sur une plaque de cuisson tapissée de papier sulfurisé et réfrigérez pendant au moins une heure, jusqu'à ce qu'ils soient fermes.
5. Une fois les boules de pâte refroidies, vous pouvez les conserver dans un contenant hermétique au réfrigérateur pendant plusieurs jours.

134. Popcorn de chou-fleur

Temps de préparation : 30 min

Durée totale : 35 min

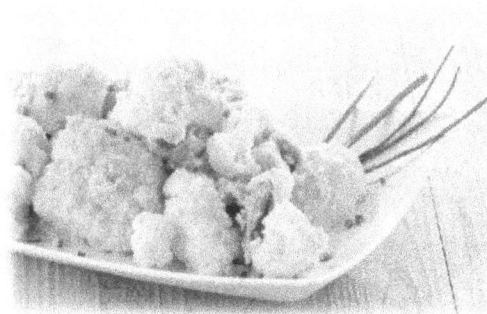

Ingrédients :

- 2 cuillères à café d'huile d'olive extra vierge
- 4 tasses de chou-fleur
- Sel

Préparation :

6. Retirez le tronc du chou-fleur et coupez le reste en fleurettes.
7. Saupoudrez d'une généreuse quantité de sel, ou selon vos goûts.
8. Mélangez avec de l'huile d'olive pour enrober le tout.
9. Faites cuire à 230°C pendant environ 25 minutes ou jusqu'à ce que les choux-fleurs soient dorés et tendres.
10. Servez avec un peu d'huile d'olive extra vierge.

135. Collation de prune au fromage

Temps de préparation : 5 min

Durée totale : 5 min

Ingrédients :

- 1 prune
- 1 bâtonnet de fromage allégé en matières grasses

Préparation :

1. Rien de plus simple, il vous suffit de manger le fromage et la prune en même temps.

136. Courgette au citron et au fromage

Temps de préparation : 15 min

Durée totale : 15 min

Ingrédients :

- ½ cuillère à café de flocons de piment rouge
- ½ cuillère à café de zeste de citron
- 2 cuillères à café d'origan séché (ou 2 cuillères à soupe d'origan frais haché)
- ¼ cuillère à café de piment de Cayenne
- 2 cuillères à soupe de bouillon de légumes non salé
- 2 cuillères à café d'huile d'olive extra vierge
- 60 g de fromage à la crème 0% (cream cheese)
- 3 livres de courgettes coupées en dés
- Spray de cuisson
- Sel
- Poivre

Préparation :

1. Vaporisez de l'huile sur une poêle à frire. Chauffez et ajoutez les dés de courgettes, le zeste de citron et les flocons de piment rouge.
2. Faites cuire pendant 2 minutes. Ajoutez le bouillon de légumes.
3. Ajoutez le sel, le poivre noir et le piment de Cayenne. Faites cuire pendant 5 minutes.
4. Ajoutez le fromage à la crème et faites cuire pendant une minute.
5. Retirez du feu et ajoutez de l'origan.

137. Salade de blettes au parmesan

Temps de préparation : 15 min

Durée totale : 15 min

Ingrédients :

- 1 ½ cuillère à soupe d'huile d'olive extra vierge
- 1 livre de blettes hachées
- ½ cuillère à café de poudre d'ail
- ½ tasse de parmesan râpé
- 2 cuillères à soupe d'eau
- 2 cuillères à café de zeste de citron
- 3 cuillères à soupe de jus de citron fraîchement pressé
- Poivre
- ¼ cuillère à café de sel

Préparation :

1. Retirez la base des tiges des blettes.
2. Hachez finement les feuilles.
3. Pour la vinaigrette, versez le jus de citron, l'eau, le zeste de citron, le sel et la poudre d'ail dans un bol. Fouettez lentement et mettez de côté.
4. Mettez les feuilles de blettes hachées dans un saladier. Mélangez délicatement avec le parmesan et la vinaigrette.
5. Saupoudrez de poivre noir.

138. Céleri farci au poulet et à l'houmous

Temps de préparation : 5 min

Durée totale : 5 min

Ingrédients :

- 225 g de poitrine de poulet cuite, sans peau, et coupée en petits morceaux
- 2 cuillères à soupe de houmous à tartiner
- 3 cuillères à soupe de persil haché
- 6 tiges de céleri coupés en deux sur la longueur

Préparation :

1. Étalez le houmous à l'intérieur des tiges de céleri.
2. Remplissez les tiges de céleri avec le poulet et saupoudrez de persil.
3. Servez en utilisant le céleri comme cuillère.

139. Salade de blettes au parmesan

Temps de préparation : 15 min

Durée totale : 15 min

Ingrédients :

- 1 ½ cuillère à soupe d'huile d'olive extra vierge
- 1 livre de blettes hachées
- ½ cuillère à café de poudre d'ail
- ½ tasse de parmesan râpé
- 2 cuillères à soupe d'eau
- 2 cuillères à café de zeste de citron
- 3 cuillères à soupe de jus de citron fraîchement pressé
- Poivre
- ¼ cuillère à café de sel

Préparation :

1. Retirez la base des tiges des blettes.
2. Hachez finement les feuilles.
3. Pour la vinaigrette, versez le jus de citron, l'eau, le zeste de citron, le sel et la poudre d'ail dans un bol. Fouettez lentement et mettez de côté.
4. Mettez les feuilles de blettes hachées dans un saladier. Mélangez délicatement avec le parmesan et la vinaigrette.
5. Saupoudrez de poivre noir.

140. Céleri farci au poulet et à l'houmous

Temps de préparation : 5 min

Durée totale : 5 min

Ingrédients :

- 225 g de poitrine de poulet cuite, sans peau, et coupée en petits morceaux
- 2 cuillères à soupe de houmous à tartiner
- 3 cuillères à soupe de persil haché
- 6 tiges de céleri coupés en deux sur la longueur

Préparation :

1. Étalez le houmous à l'intérieur des tiges de céleri.
2. Remplissez les tiges de céleri avec le poulet et saupoudrez de persil.
3. Servez en utilisant le céleri comme cuillère.

141. Salade d'asperges et d'artichauts

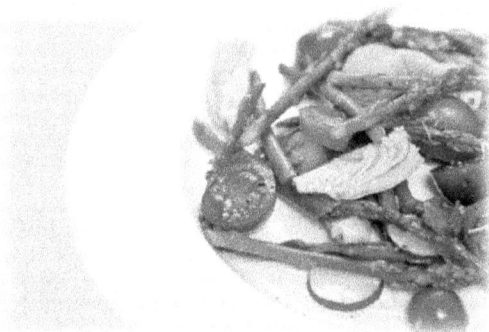

Temps de préparation : 15 min

Durée totale : 15 min

Ingrédients :

- 1 cuillère à café de poudre d'ail
- 550 g d'asperges crues
- 1 boîte (425 g) de cœurs d'artichauts en conserve dans l'eau, coupés en quartiers et rincés
- Spray de cuisson
- 1 barquette de tomates cerises coupées en 2
- 3 cuillères à soupe de jus de citron
- 3 rondelles d'oignon rouge
- Sel et poivre
- 2 cuillères à café d'huile d'olive extra vierge

Préparation :

1. Dans un saladier, trempez les rondelles d'oignon dans le jus de citron. Réservez.
2. Préchauffez le four à 205°C. Enlevez les extrémités dures situées à la base des asperges.

3. Vaporisez du spray de cuisson sur les asperges et assaisonnez-les de sel et de poivre.
4. Placez-les dans un plat recouvert de papier d'aluminium et faites-les cuire au four pendant 8 minutes.
5. Retirez-les du four et coupez-les en morceaux.
6. Ajoutez les autres ingrédients dans le saladier avec les rondelles d'oignon et le jus de citron. Mélangez délicatement.
7. Servez frais.

142. Roulé au jambon et aux pommes

Temps de préparation : 5 min

Durée totale : 5 min

Ingrédients :

- 3,5 g d'amandes hachées
- ½ pomme coupée en tranches
- 2 tranches de jambon (35g)

Préparation :

1. Déposez la pomme et les amandes sur les tranches de jambon.
2. Roulez-les et dégustez bien frais.

143. Muffins à l'omelette du jardin

Temps de préparation : 20 min

Durée totale : 25 min

Ingrédients :

- 4 cœurs d'artichaut en boîte, rincés et égouttés, coupés en quartiers et avec les feuilles à part
- 4 cuillères à café de parmesan râpé
- 2 tasses d'épinards hachés
- 2 cuillères à café d'huile d'olive extra vierge
- 1 tasse de persil
- 1 ½ tasse d'oignon haché
- ¾ tasse de blancs d'œufs

Préparation :

1. Préchauffez le four à 175°C.
2. Répartissez le persil dans 4 moules.
3. Mélangez l'huile d'olive, les blancs d'œufs et les légumes hachés.
4. Versez le mélange obtenu sur le persil dans chaque moule.
5. Garnissez d'une cuillère à café de parmesan.
6. Placez les moules sur une plaque et faites cuire au four pendant 15 minutes.

144. Muffins aux œufs à base de fruits et de risoni

Temps de préparation : 20 min

Durée totale : 35 min

Ingrédients :

- 4 bananes plantains
- 4 tasses de blancs d'œufs
- ½ tasse de risoni
- 1 œuf
- 1 tasse de myrtilles
- 1 cuillère à soupe d'huile d'olive
- 1 cuillère à soupe de cannelle

Préparation :

1. Préchauffez votre four à 190°C.
2. Faites cuire les pâtes et hachez-les lorsqu'elles sont cuites.
3. Écrasez les bananes. Ajoutez l'œuf et les blancs d'œufs, la cannelle, les pâtes cuites et l'huile d'olive. Mélangez bien.
4. Répartissez les myrtilles dans les moules à muffin.
5. Remplissez-les avec le mélange obtenu.
6. Faites cuire pendant 20 minutes.

145. Caviar d'aubergines

Temps de préparation : 25 min

Durée totale : 25 min

Ingrédients :

- 2 gousses d'ail hachées
- 1 cuillère à soupe de jus de citron fraîchement pressé
- 2 cuillères à soupe de bouillon de légumes non salé
- Poivre noir
- 2 ½ livres d'aubergines de la même taille
- 2 ½ cuillères à café d'huile d'olive vierge
- ½ tasse d'oignons nouveaux hachés
- ½ cuillère à café de feuilles de basilic sèches

Préparation :

1. Préchauffez le four à 205°C.
2. Coupez les aubergines en tranches dans le sens de la longueur et placez-les sur la plaque de cuisson, côté coupé vers le bas. Faites cuire au four pendant 20 minutes.
3. Une fois cuites, retirez la pulpe de la peau et réduisez-la en purée dans un mixeur.
4. Ajoutez les autres ingrédients dans le mixeur, sauf l'huile d'olive. Mixez.
5. Ajoutez maintenant l'huile.
6. Servir à température ambiante.

146. Salade de fenouil, pomme et céleri

Temps de Préparation : : 5 min

Durée totale : 5 min

Ingrédients :

- 1 1/2 c.c. d'huile d'olive vierge extra Dr. Sears
- 1 cuillère à soupe de feta pauvre en matières grasses
- 1 pomme (coupée en fines tranches)
- 2 cuillères à soupe de jus de citron
- 2 cuillères à café d'eau
- 2 branches de céleri (coupées en fines tranches)
- 8 oz de bulbe de fenouil (une demi-livre, finement tranché, y compris les pointes plumeuses)
- Au goût Sel et poivre

Préparation :

1. Fouettez ensemble le jus de citron, l'huile d'olive, l'eau, le sel et le poivre dans un bol.
2. Place les autres ingrédients dans un saladier et mélange-les. Verser la saute par-dessus.

147. Fromage cottage avec tomates et guacamole

Temps de préparation : 5 min

Durée totale : 5 min

Ingrédients :

- Sel et poivre selon vos goûts
- 3 cuillères à soupe de fromage cottage allégé
- 2 tomates coupées en quartiers
- 1 cuillère à soupe de guacamole

Préparation :

1. Placez le cottage au centre de l'assiette.
2. Mettez les quartiers de tomates tout autour.
3. Recouvrez le fromage cottage de guacamole.
4. Salez et poivrez.

148. Sauce crudités crémeuse aux épinards

Temps de réparation : 5 min

Durée totale : 5 min

Ingrédients :

- 1 cuillère à soupe d'échalote hachée (une petite échalote)
- 1 cuillère à soupe de jus de citron fraichement pressé
- 1 boîte de châtaignes d'eau rincées
- ½ cuillère à café de sel
- Légumes locaux pour le trempage
- 225 g de pousses d'épinards
- Poivre noir
- ½ tasse de fromage cottage allégé en matières grasses
- 1/3 tasse de fromage à la crème allégé en matières grasses (cream cheese)
- ¼ tasse de yaourt grec allégé en matières grasses
- 2 cuillères à soupe d'oignons de printemps hachés

Préparation :

1. Passez l'échalote et les châtaignes d'eau au robot culinaire jusqu'à ce qu'elles soient grossièrement hachées.
2. Ajoutez le fromage à la crème, le fromage cottage, le yaourt, le jus de citron, le sel et le poivre. Mélangez.
3. Ajoutez les épinards et les oignons de printemps. Mélangez.
4. Coupez les légumes à tremper et disposez-les autour du bol contenant la sauce crudités.

149. Œufs farcis à l'houmous

Temps de préparation : 5 min

Durée totale : 5 min

Ingrédients :

- Paprika à volonté
- 2 œufs
- 4 cuillères à soupe de houmous

Préparation :

1. Faites cuire les œufs pendant 10 minutes dans l'eau bouillante avec un filet de vinaigre.
2. Faites refroidir les œufs dans l'eau froide et enlevez-leur la coquille.
3. Coupez les œufs en deux. Enlevez le jaune et remplacez-le par une cuillère de houmous et saupoudrez de paprika.

150. Yoghourt au concombre et aux noix de cajou

Temps de préparation : 5 min

Durée totale : 5 min

Ingrédients :

- ¼ tasse de yaourt grec allégé en matières grasses
- 1 tasse de rondelles de concombre
- 2 cuillères à café de noix de cajou hachées
- 2 cuillères à café de jus de citron fraîchement pressé
- 1 cuillère à café d'aneth frais finement haché

Préparation :

1. Coupez le concombre en rondelles.
2. Mélangez-les avec les noix de cajou, le yaourt, le jus de citron et l'aneth.

* * * *

CHAPITRE 9 : PROGRAMME DE REPAS SUR 30 JOURS

Jour	Petit-déjeuner	Déjeuner	Snack	Dîner
1	Muffin anglais au beurre de cacahuète et à la banane	Thon au curry de mangue	Fromage cottage avec tomate et guacamole	Coupes de laitue avec poulet, cacahuètes et graines de sésame
2	Toast à l'avocat et à la burrata	Papillote de saumon avec poireaux, gingembre et sauce teriyaki	Yoghourt au concombre et à la noix de cajou	Poulet farci à la grecque
3	Œufs brouillés au saumon fumé	Filet de saumon grillé	Œufs farcis à l'houmous	Poulet et quinoa cuits à la poêle
4	Smoothie au chou frisé et aux épinards	Saumon à l'ail et au miel	Crudités avec sauce crémeuse aux épinards	Fajitas au poulet
5	Toast à l'avocat et aux œufs	Saumon fumé avec pois chiches et légumes grillés	Caviar d'aubergine	Pilons de poulet cuits à l'air fryer
6	Smoothie aux épinards et à l'avocat	Saumon au citron	Salade de fenouil, pommes et céleri	Poulet au parmesan cuit à l'air fryer
7	Omelette à l'avocat et au saumon fumé	Flocons d'avoine au potiron et au thym	Muffins aux œufs à base de fruits et de risoni	Échine de porc instantanée
8	Smoothie au chou frisé et à l'ananas	Salade rouge à l'huile de lin	Muffin à l'omelette du jardin	Tacos al pastor
9	Haricots avec un œuf poché au micro-ondes	Galettes de millet à la carotte et au curcuma	Roulé au jambon et aux pommes	Filet de porc grillé
10	Smoothie au chou frisé et à l'ananas	Pâtes aux pois chiches avec champignons et chou frisé	Fromage blanc avec des fruits	Poitrine de porc braisée à la vietnamienne

11	Haricots avec un œuf poché au micro-ondes	Soupe de lentilles végane	Purée de chou-fleur	Porc effiloché à la cocotte-minute
12	Smoothie à la mangue et aux amandes	Salade de chou frisé et quinoa avec une vinaigrette au citron	Céleri farci à l'houmous	Tajine d'agneau marocain
13	Œufs brouillés à la truite fumée et aux épinards	Soupe au poulet	Salade de blettes au parmesan	Poitrine de poulet farcie aux épinards
14	Smoothie aux épinards	Canard au miel et au vinaigre de framboise	Collation au fromage et aux prunes	Bols de viande à base de céréales
15	Omelette à l'avocat et à la roquette	Viande hachée avec des légumes	Courgette au citron et au fromage	Côtelettes de porc glacées au miel avec une sauce à la mangue
16	Salade de chou frisé avec truite fumée et avocat	Poulet au miel et à la moutarde	Popcorn de chou-fleur	Côtelettes de porc au four
17	Smoothie à l'avocat et aux myrtilles	Ragoût de poulet et de cacahuètes	Yaourt grec au chocolat avec des fraises	Wrap de blanc d'œuf au saumon fumé, fromage de chèvre et épinards
18	Pitas aux œufs brouillés, aux épinards et à la feta	Salade de poulet et d'avocat	Vinaigrette aux carottes et au gingembre	Salade César préparée à l'air fryer
19	Smoothie aux fraises et aux amandes	Poulet balsamique au basilic	Yaourt aux amandes et aux canneberges	Bol de saumon et de courgette à la sauce tahini
20	Toast à l'avocat	Frittata aux asperges, poireaux et ricotta	Compote de pommes et fromage blanc	Crevettes crémeuses à la Toscane avec des spaghettis de patate douce
21	Smoothie à la cerise et au moka	Salade de guacamole haché	Salade d'asperges et d'artichauts	Coquilles Saint-Jacques Kung Pao

22	Salade aux œufs avec vinaigrette à la sauce verte	Curry de pois chiches	Bouchées d'énergie aux noix et aux fruits secs	Saumon Teriyaki
23	Smoothie à la mangue et au chou frisé	Salade de haricots blancs et de légumes	Fromage blanc aux amandes	Tacos de poisson de Basse Californie
24	Omelette à l'avocat et au chou frisé	Œufs au four dans une sauce tomate et chou frisé	Collation à base de baies	Bar en croûte d'amandes
25	Smoothie vert	Sandwich reuben à la betterave	Salade de crevettes aux mûres	Tilapia en croûte
26	Omelette au saumon fumé et au fromage frais	Frittata de mozzarella, basilic et courgette	Yaourt à la myrtille	Tilapia au citron et aux herbes
27	Salade d'oeufs avec de l'avocat	Soupe au poulet et au riz sauvage	Choux de Bruxelles avec sauce aux haricots noirs et à l'ail	Saumon rôti à l'ail et aux choux de Bruxelles
28	Gaufre du sud-ouest	Poitrine de poulet dorée au four	Compote de pommes	Ragoût méditerranéen à la cocotte-minute
29	Œufs brouillés aux épinards et aux framboises	Saumon sauté	Lait d'amande au curcuma	Salade de farro, d'artichauts et de pistaches
30	Pudding aux graines de chia avec du lait de coco	Saumon et courgette au four	Flocons d'avoine	Gnocchi de chou-fleur aux haricots blancs et à la sauge

LISTE DE COURSES

Voici une liste de courses complète pour suivre ce régime anti-inflammatoire. L'avantage est que vous pouvez combiner chacun des plats comme vous le souhaitez. Comme il y en a 150, vous avez l'embarras du choix !

- Abricots secs
- Ail
- Amidon d'arrow root
- Ananas
- Aneth
- Anis étoilé
- Artichauts
- Aubergines
- Avoine
- Babeurre
- Bacon
- Baies
- Bananes
- Bar de mer
- Basilic
- Bâton de fromage
- Betteraves rouges
- Beurre
- Beurre de cacahuète
- Blanc de poulet
- Cacahuètes grillées non salées
- Cannelle
- Câpres
- Cardamome

- Carottes
- Céleri
- Cerises
- Champignons
- Chapelure Panko
- Châtaignes
- Chou à choucroute
- Chou frisé
- Chou violet
- Chou-fleur
- Citron
- Clous de girofle moulus
- Concentré de tomates
- Concombre
- Copeaux de chocolat
- Copeaux de noix de coco grillés
- Coquilles Saint-Jacques
- Coriandre
- Courgettes
- Crème aigre
- Crème fraîche
- Cresson
- Crevettes
- Cuisses de poulet

- Cumin
- Cumin moulu
- Curcuma
- Curry
- Dates
- Eau de coco
- Échalotes
- Epinards
- Estragon
- Extrait de vanille
- Farine de pois chiches
- Farine tout usage
- Farro
- Feta
- Feuilles de laurier
- Filets de thon
- Flétan
- Flocons d'avoine
- Flocons de poivre rouge
- Fraises
- Framboise
- Fromage à la crème
- Fromage blanc
- Fromage Cottage

- Fromage de chèvre
- Fromage Jack
- Fromage parmesan
- Fromage Pecorino
- Fromage ricotta
- Fromage suisse
- Garam masala
- Germes de luzerne
- Gingembre
- Gnocchi
- Gombo
- Graine de chanvre
- Graine de tournesol
- Graines de chia
- Graines de coriandre
- Graines de cumin
- Graines de moutarde
- Haricots blancs en conserve
- Haricots noirs
- Haricots rouges
- Haricots verts en conserve
- Houmous
- Huile d'arachide
- Huile d'avocat
- Huile d'olive
- Huile d'olive extra vierge
- Huile de colza

- Huile de lin
- Huile de noix de coco
- Huile de sésame
- Huile végétale
- Jus d'orange
- Kiwi
- Lait d'amande
- Lait de coco à la vanille
- Lait de coco entier
- Lait écrémé
- Lentilles
- Lin moulu
- Magret de canard
- Mandarines
- Mayonnaise
- Menthe
- Miel
- Millet
- Mirepoix
- Morue
- Moutarde de Dijon
- Moutarde sèche
- Muffins anglais
- Mûres
- Myrtilles
- Nectar d'agave
- Noix
- Noix de coco râpée
- Noix de muscade

- Œufs
- Oignons
- Oignons rouges
- Oranges
- Orge
- Pain de seigle
- Palourdes
- Paprika
- Paprika fumé
- Patates douces
- Pâte de graines de sésame
- Pâtes complètes
- Pâtes Penne
- Persil
- Pesto
- Pignons
- Piment de cayenne
- Piment de la Jamaïque
- Piment habanero
- Piment jalapeño
- Piment rouge
- Piment serrano
- Pistaches grillées
- Poireaux
- Pois chiches
- Poivre
- Poivre jaune
- Poivre noir
- Pommes

- Pommes de terre
- Porto
- Potiron
- Poudre d'ail
- Poudre de cacao
- Poudre de curry
- Prunes
- Purée de pommes
- Quinoa
- Raisins
- Risoni
- Riz complet
- Riz sauvage
- Roquette
- Safran
- Sauce anglaise
- Sauce au curry
- Sauce aux huîtres
- Sauce de poisson

- Sauce hollandaise au citron
- Sauce Marinara
- Sauce soja
- Sauce teriyaki
- Sauce verte
- Saumon
- Saumon fumé
- Sel
- Semoule
- Sirop d'érable
- Sriracha
- Steak de bœuf
- Tamari
- Thon
- Thym
- Tilapia
- Tofu
- Tomates
- Tomates cerises

- Tomates en conserve
- Tomates raisins
- Truite fumée
- Vanille
- Vaporisateur de cuisson
- Viande de porc
- Viande de veau
- Vin blanc
- Vinaigre à la framboise
- Vinaigre blanc distillé
- Vinaigre de cidre de pomme
- Vinaigre de pépins de raisin
- Vinaigre de riz
- Vinaigre de vin rouge
- Vinaigrette César
- Yaourt à la noix de coco
- Yaourt grec
- Zoodles

CONCLUSION

L'inflammation aide l'organisme à combattre les maladies et peut vous protéger. Dans la plupart des cas, c'est une partie nécessaire du processus de guérison.

Cependant, certaines personnes souffrent d'une maladie qui empêche le système immunitaire de fonctionner correctement. Ce dysfonctionnement peut entraîner une inflammation de faible intensité, persistante ou récurrente.

L'inflammation chronique se manifeste dans diverses maladies, comme le psoriasis, la polyarthrite rhumatoïde ou l'asthme. Il est prouvé que les choix alimentaires peuvent aider à contrôler les symptômes.

Les régimes anti-inflammatoires privilégient les fruits et légumes, les aliments contenant des acides gras oméga-3, les céréales complètes, les protéines maigres, les graisses saines et les épices. Il s'agit également de limiter la consommation d'aliments transformés, de viande rouge et d'alcool.

Un régime anti-inflammatoire n'est pas un régime spécifique, mais un mode d'alimentation. Le régime méditerranéen et le régime DASH sont des exemples de régimes anti-inflammatoires.

Certains aliments contiennent des ingrédients qui peuvent déclencher ou aggraver une inflammation. Les aliments contenant du sucre ou les aliments transformés peuvent avoir cet effet, tandis que les aliments frais et entiers sont moins susceptibles de l'avoir.

Le régime anti-inflammatoire est axé sur les fruits et légumes frais. De nombreux aliments végétaux contiennent beaucoup d'antioxydants, mais certains aliments peuvent entraîner la formation de radicaux libres. Les aliments qui sont frits à plusieurs reprises dans de l'huile de cuisson chauffée en sont un exemple.

Les antioxydants alimentaires sont des molécules présentes dans les aliments qui contribuent à l'élimination des radicaux libres dans l'organisme. Les radicaux libres sont des sous-produits naturels de certains processus corporels, notamment le métabolisme. Cependant, des facteurs externes tels que le stress et le tabagisme peuvent augmenter les radicaux libres dans l'organisme.

Les radicaux libres peuvent causer des dommages aux cellules. Ces dommages augmentent le risque d'inflammation et peuvent conduire à diverses maladies.

Le corps produit certains antioxydants pour l'aider à se débarrasser de ces toxines, mais les antioxydants alimentaires peuvent également être utiles.

Les régimes anti-inflammatoires privilégient les aliments riches en antioxydants aux aliments qui augmentent la production de radicaux libres.

Les acides gras oméga-3 présents dans le poisson gras peuvent contribuer à réduire les niveaux de protéines inflammatoires dans l'organisme. Les fibres peuvent également avoir cet effet, selon la Fondation pour l'arthrite.

De nombreux régimes populaires adhèrent déjà aux principes anti-inflammatoires.

Par exemple, le régime méditerranéen et le régime DASH comprennent tous deux des fruits et légumes frais, du poisson, des céréales complètes et des graisses saines pour le cœur.

L'inflammation semble jouer un rôle dans les maladies cardiovasculaires, mais la recherche suggère qu'un régime méditerranéen axé sur les aliments végétaux et les huiles saines pourrait réduire les effets de l'inflammation sur le système cardiovasculaire.

Qui pouvez-vous aider ?

Un régime anti-inflammatoire peut servir de thérapie complémentaire pour de nombreuses maladies qui sont exacerbées par une inflammation chronique.

L'inflammation est impliquée dans les affections suivantes :

- Psoriasis
- La polyarthrite rhumatoïde
- Asthme
- Maladie de Crohn
- Colite
- Lupus
- Maladie inflammatoire de l'intestin
- Syndrome métabolique
- La thyroïdite de Hashimoto

Le syndrome métabolique désigne un groupe de troubles qui se manifestent souvent ensemble, notamment le diabète de type 2, l'obésité, l'hypertension et les maladies cardiovasculaires.

Les scientifiques pensent que l'inflammation joue un rôle dans tous ces phénomènes. Par conséquent, un régime anti-inflammatoire peut contribuer à améliorer la santé des personnes atteintes du syndrome métabolique.

Une alimentation riche en antioxydants peut également contribuer à réduire le risque de certains types de cancer.

Rappelons les aliments que vous pouvez manger. N'oubliez pas qu'un régime anti-inflammatoire doit combiner une variété d'aliments qui.. :

- Sont riches en nutriments.
- Fournissent une gamme d'antioxydants.
- Contiennent des graisses saines.
- Les aliments qui aident à contrôler l'inflammation sont les suivants :
- Thon, saumon et poissons gras.
- Myrtilles, fruits, fraises, mûres et cerises.
- Des légumes tels que le chou frisé, le brocoli ou les épinards.
- Noix et graines
- Haricots

- Huile d'olive et olives.
- Fibre.

Rappelez-vous que les légumes doivent être crus ou mi-cuits, qu'il est conseillé de consommer des légumineuses comme les lentilles, et des épices comme le curcuma et le gingembre, des probiotiques et des prébiotiques. Vous devriez également boire du thé et intégrer certaines herbes dans votre consommation quotidienne.

Et n'oubliez pas ça :

Aucun aliment ne peut à lui seul améliorer la santé d'une personne. Il est important d'inclure une variété d'ingrédients sains dans votre alimentation.

Les ingrédients frais et simples sont les meilleurs. La transformation peut modifier le contenu nutritionnel des aliments.

Vous devriez également vérifier les étiquettes des aliments préparés. Par exemple, si le cacao est un bon choix, les produits contenant du cacao contiennent souvent aussi du sucre et des graisses.

Des plats colorés vous apporteront une variété d'antioxydants et d'autres nutriments, grâce aux propriétés de certains pigments. Veillez à varier la couleur des fruits et des légumes que vous mangez.

Je vais également vous faire un rappel sur la liste des aliments à éviter. Les personnes qui suivent un régime anti-inflammatoire doivent éviter ou limiter la consommation des produits suivants :

- Les aliments transformés.
- Les aliments contenant du sel ou du sucre ajouté.
- Des huiles malsaines.
- Les glucides transformés que l'on trouve dans le pain blanc, les pâtes blanches et de nombreux produits de boulangerie.
- Les encas transformés tels que les crackers ou les chips.
- La consommation excessive d'alcool
- Les desserts préfabriqués tels que bonbons, glaces ou biscuits.

Il serait également bon que vous ne consommiez pas :

Gluten : certaines personnes ont des réactions inflammatoires lorsqu'elles mangent du gluten. Un régime sans gluten peut être restrictif et ne convient pas à tout le monde. Toutefois, si une personne soupçonne que le gluten est à l'origine de ses symptômes, elle peut envisager de l'éliminer pendant un certain temps pour voir si ses symptômes s'atténuent.

Les morelles : les morelles, comme les tomates, les aubergines, les poivrons et les pommes de terre, semblent déclencher des poussées chez certaines personnes atteintes d'inflammation. Les preuves de cet effet sont limitées, mais une personne peut essayer d'éliminer les morelles de son alimentation pendant 2 à 3 semaines pour voir si ses symptômes s'améliorent.

Glucides : des données suggèrent que les régimes riches en glucides peuvent favoriser l'inflammation chez certaines personnes, même lorsque les glucides sont sains. Cependant, certains aliments riches en glucides, comme les patates douces et les céréales complètes, sont d'excellentes sources d'antioxydants et d'autres nutriments. Il faut donc en adapter la consommation selon vos ressentis.

Un régime végétarien peut-il réduire l'inflammation ?

Un régime végétarien peut être une option pour ceux qui cherchent à réduire l'inflammation. Les auteurs de l'examen de 2019 ont analysé les données de 40 études. Ils ont conclu que les végétariens pouvaient présenter des niveaux plus faibles d'un certain nombre de marqueurs inflammatoires.

Les données de 2017 proviennent de 268 personnes suivant un régime végétalien, ovo-lactovégétarien ou non végétarien. Les résultats suggèrent que la consommation de produits animaux peut augmenter le risque d'inflammation systémique et de résistance à l'insuline.

Début 2014, il a été suggéré que des niveaux d'inflammation plus faibles pourraient être le principal avantage d'un régime végétalien.

Conseils pour un régime anti-inflammatoire

La transition vers un nouveau mode d'alimentation peut être difficile, mais les conseils suivants peuvent vous aider :

- Choisissez parmi une variété de fruits, de légumes et d'encas sains lors de vos achats hebdomadaires.
- Remplacez progressivement les fast-foods par des déjeuners sains faits maison.
- Remplacez les boissons gazeuses et autres boissons sucrées par de l'eau minérale plate ou gazeuse.
- D'autres conseils sont donnés :
- Discutez avec un professionnel de la santé des suppléments tels que l'huile de foie de morue ou les multivitamines.
- Intégrez 30 minutes d'exercice modéré dans votre routine quotidienne.
- Adoptez une bonne hygiène de sommeil, car un mauvais sommeil peut augmenter l'inflammation.

Les suppléments peuvent-ils aider à réduire l'inflammation ?

Un régime anti-inflammatoire peut contribuer à réduire l'inflammation et à améliorer les symptômes de certains problèmes de santé courants, comme la polyarthrite rhumatoïde.

Il n'existe pas de régime anti-inflammatoire unique, mais un régime comprenant une grande quantité de fruits et de légumes frais, de céréales complètes et de graisses saines peut aider à contrôler l'inflammation. Toute personne souffrant d'un problème de santé chronique impliquant une inflammation devrait consulter un professionnel de la santé pour connaître les options diététiques qui lui conviennent le mieux.

8139370*